Paramhansa Yogananda

Vollkommene Gesundheit und Vitalität

vianova
Verlag Via Nova

Paramhansa Yogananda

VOLLKOMMENE GESUNDHEIT UND VITALITÄT

vianova
Verlag Via Nova

Übersetzung aus dem Englischen:
Evelyn Horsch-Ihle

Originaltitel:
Yogananda, Paramhansa,
How to achieve glowing health and vitality,
1893 – 1952 – The Wisdom of Yogananda, vol. 6,
Crystal Clarity Publishers, Nevada City, CA 95959

Crystal Clarity, Publishers,
c/o Ananda Edizioni
Morano Madonnuccia, 7
06023 Gualdo Tadino (PG) Italy
Phone: +39-075-9148375
www.anandaedizioni.it

---

1. Auflage 2017
Verlag Via Nova, Alte Landstr. 12, 36100 Petersberg
Telefon: (06 61) 6 29 73
Fax: (06 61) 96 79 560
E-Mail: info@verlag-vianova.de
Internet: www.verlag-vianova.de
Umschlaggestaltung: Guter Punkt, München
Satz: Sebastian Carl, Amerang
Druck und Verarbeitung: C.H. Beck, 86720 Nördlingen

ISBN 978-3-86616-402-4

INHALT

KAPITEL 1

DURCHSTRÖME DEINEN KÖRPER MIT LEBENSKRAFT

Ziehe grenzenlose kosmische Energie zu dir

Direkt unter der Hautoberfläche gibt es einen
unglaublich mächtigen Strom.
Durch die Suche nach Selbst-Verwirklichung
habe ich diese Lebenskraft wieder entdeckt.
Ich und mein Vater sind eins.
Ich bin nicht mein Fleisch.
Ich bin ein Quell von Elektrizität
jenseits dieses Körpers.

Kosmische Energie strömt in dir und um dich herum und lädt deinen Körper immer wieder mit Lebenskraft auf. Du kannst dich an diese ewige Quelle wenden, wenn du deinen Körper in jeder Hinsicht wieder gesund machen willst.

Ein vollkommener Körper, frei von Krankheiten, setzt den Übungen, mit denen man Erleuchtung erlangen kann, weniger Widerstand entgegen.

Die meisten körperlichen Übungen stimulieren nur die Muskulatur und damit das tierische Bewusstsein, nicht aber unsere feinstoffliche Natur. Hier aber wirst du lernen können, wie du dich auf deine Lebensenergie und deine Willenskraft konzentrieren kannst und wie du so dein feinstoffliches spirituelles Wesen kennenlernst. Leben und Stärke hängen nicht nur von der Ernährung und von sportlicher Betätigung ab, sondern werden von den Mächten in deinem Inneren gespeist. Ein Toter kann nicht wieder lebendig gemacht werden, wenn man ihn mit nahrhafter Kost anfüllt, und er kann auch nicht stark gemacht werden, wenn man ihn künstlich ein Hanteltraining ausführen lässt. Er besitzt einfach keine Lebensenergie mehr.

Unsere Gedanken, unser Wille, unser Fühlen, unsere Muskelkraft, das richtige Funktionieren unserer Organe und Drüsen – sie alle hängen von der Existenz der Lebenskraft in uns ab. Milliarden von Zellen in unserem Körper werden durch diese geheimnisvolle Vitalkraft am Leben gehalten und funktionieren in uns.

Der menschliche Körper ist von einem Lichtschein (Halo) umgeben, der aus kosmischer, bewusster Energie besteht. Durch die Schwingungen der kosmischen Energie versorgt die göttliche Intelligenz unseren Körper mit Lebenskraft. Die medulla oblongata, der „Mund Gottes", ist die Antenne, die Energie aus dem kosmischen Bewusstsein empfängt.

Wenn du deinen Willen bewusst einsetzt, kannst du die Lebenskraft durch die medulla oblongata in deinen Körper ziehen, um die Energie wieder anzufüllen, die durch Gedanken, Gefühle und körperliche Aktivitäten abgebaut worden ist. Der Wille stellt die Brücke zwischen der Lebensenergie im Körper und der kosmischen Energie dar, die ihn umgibt. Wenn du diesen Lehren folgst, dann wirst du lernen, die kosmische Lebenskraft zu dir zu ziehen, um jede einzelne Zelle deines Körpers zu vitalisieren. Du wirst dich selbst als Lebenskraft erfahren – und nicht nur als ein Körper voll Knochen und Muskeln.

Mit Willen und Konzentration zu üben, zieht die Energie unmittelbar in deinen Körper. Diese Energie wird blitzschnell von den Muskeln, dem Blut, den Knochen und Sehnen absorbiert und verjüngt die Zellen. Die Yogoda-Übungen schenken dir das höchste Maß an Energie bei einem Mindestmaß an Gewebszerstörung.

Je größer der Wille, desto größer der Fluss der Lebensenergie. Wütende Menschen und wütende Tiere zeigen oft ungewöhnliche Stärke. Diese ungewöhnliche Kraft hat nichts mit ihren Muskeln zu tun, die sich vielleicht während der kurzen Periode ihrer Wut besonders aktivieren könnten. Nein, es ist ihr Wille, der durch den Ärger angefeuert wird, der diesen zusätzlichen Strom der Lebenskraft erzeugt, mit dem sie ihren Körper stärken können.

Du solltest mehr und mehr von der grenzenlosen Versorgung durch die kosmische Energie abhängen und weniger und weniger von anderen Energiequellen. Wenn du ständig isst, wird dies deinen Körper nur vorzeitig altern lassen. Die einzige Art und Weise, deinen Körper zu verjüngen, besteht darin, dein menschliches Bewusstsein mit dem göttlichen Bewusstsein zu vereinen.

Der Geist sollte niemals von den menschlichen Begrenzungen, wie Krankheit, Alter oder Tod, hypnotisiert werden, sondern er sollte sich ständig im eigenen Inneren daran erinnern: „Ich bin das Unendliche, das nur Körper geworden ist. Der Körper als Manifestation des Geistes ist ewig jugendlich."

Wie man seinen Körper mit Energie auflädt

Als Erstes hebe einmal deinen Arm hoch und lass ihn dann wieder fallen. Was hat deinen Arm dazu gebracht, sich hochzuheben? Es war deine Willenskraft und deine Energie. Nun schließe deine Augen. Kannst du deinen Arm hochheben, ohne innerlich zu wollen, dass er sich hochhebt? Kann Willenskraft allein das bewirken? Nein. Es ist nötig, dass du sowohl Willenskraft als auch Energie dazu einsetzt. Willenskraft ist wie der Schalter, den du umlegst und der den Energiefluss lenkt.

Aber weißt du wirklich, wie Willenskraft und Energie dies bewirken? Die Antwort ist: indem du sie in verschiedene Körperbereiche hineinfließen lässt. Wir wollen alle gesunde Muskeln, Knochen, Blut, Vitalität und gesundes Gewebe haben – und in jedem Teil unseres Körpers ist die Energie wie eine Batterie. Genauso, wie eine Autobatterie sowohl

Elektrizität wie auch destilliertes Wasser benötigt, um ihre Aufgaben erfüllen zu können, braucht deine Körperbatterie, damit sie mit Lebenskraft durch die medulla oblongata aufgefüllt wird, außerdem Nahrung und andere materielle Mittel, die ein gesundes Leben sicherstellen.

Elektrizität macht aus dem destillierten Wasser eine Kraft, die eine Autobatterie auflädt, und die Lebensenergie wandelt Sauerstoff, Materie und Flüssigkeiten in eine Kraft um, die dich am Leben erhält. Nahrung ist auch mit dieser Lebensenergie gespeist, und wenn du sie in deinen Magen bringst, dann muss sie erneut in Energie umgewandelt werden, um vom Körper verarbeitet werden zu können. Dein Energiepegel ist abhängig von den Chemikalien, die du deinem Körper zuführst, und von der Energie, die du durch die medulla oblongata aufnimmst.

Vergleich mechanischer Bewegung und Willenskraft

Beispiel 1:

1. Strecke deinen rechten Arm nach vorne aus.
2. Greife mit deiner linken Hand den Oberarmmuskel deines rechten Arms.
3. Beuge den rechten Arm im Ellenbogen und nimm wahr, dass sich der Oberarmmuskel automatisch als Folge dieser mechanischen Bewegung des Armes anspannt.

Nimm wahr, dass die Willenskraft darin besteht, den Arm zu beugen, und nicht darin, den Oberarmmuskel anzuspannen.

Beispiel 2:

1. Entspanne den rechten Arm, sodass er locker an der Seite neben deinem Körper hängt.
2. Mit der linken Hand greife nun leicht den Oberarmmuskel des rechten Armes.
3. Schließe deine Augen.
4. Ohne den rechten Arm zu beugen oder irgendeine andere mechanische Bewegung zu vollziehen, spanne deinen Oberarmmuskel langsam bis zum Maximum an. Setze dabei deine Willenskraft ein.
5. Entspanne langsam.

Nimm wahr, dass diese Anspannung des Oberarmmuskels, wenn man sie erfolgreich ausführt, die unmittelbare Folge des Willens auf den Muskel ist. (Wenn du es nicht schaffst, den oberen Bereich des Armes anzuspannen, versuche das Experiment mit deinem Unterarm, denn das ist für manche Menschen einfacher.)

Energie und Willenskraft

Hebe deinen rechten Arm hoch, bis er parallel zum Boden ist. Die Handfläche zeigt nach oben. Nimm wahr, dass du ein gewisses Maß Willenskraft und Energie brauchst, um den Arm in seiner Haltung zu halten. Wenn du die Willenskraft aus dem erhobenen Arm loslässt, wird der Arm nach unten fallen, weil er von der Schwerkraft nach unten gezogen wird, und wird an deiner Körperseite herunterhängen. Ebenso wird der Arm nach unten fallen, wenn du die Energie daraus abziehst.

Nun hebe deinen rechten Arm und spanne ihn so sehr an, wie du brauchst, um ein Gewicht von fünf Pfund zu halten. Natürlich ist das Gewicht nicht wirklich da, aber stelle dir das vor. Nun spanne ihn noch mehr an und stelle dir vor, er hielte ein Gewicht von 15 Pfund. Entspanne dann und lass den Arm sinken.

Ob du nun ein fantasiertes Gewicht von fünf Pfund hochhältst oder ein wirkliches Gewicht – du musst deine Willenskraft einsetzen, um das Gewicht zu halten, und du benötigst ein gewisses Maß Energie, um den Arm hochzuhalten. Genauso ist es, wenn du ein zusätzliches Gewicht von zehn oder sogar 15 Pfund hochhalten willst – du musst deine Willenskraft verstärken und ebenso die Menge Energie, die du einsetzt und in den Arm sendest, um das vermehrte Gewicht zu halten.

Dieses Experiment des imaginären Gewichthebens zeigt, dass ein Akt reinen Bewusstseins, des Willens, reale Energie in einem Teil deines Körpers hervorbringen kann. Die Willenskraft ist die siegreiche Bewusstseinsveränderung, die die Energie in einen beliebigen Teil deines Körpers senden kann und Spannung in diesem Körperteil herstellt. Und es ist eine körperliche Tatsache, dass es einen umso größeren elektrischen Nervenstrom an einer bestimmten Stelle deines Körpers gibt, je mehr Willenskraft du an diesen besonderen Punkt deines Körpers lenkst. Desto größer wird auch die Bewegung der Muskeln, die hierdurch erzeugt wird.

Allein durch die *Vorstellung*, dass du Energie zum rechten Arm schickst, wirst du es wahrscheinlich schaffen, einen leichten elektrischen Strom dorthin zu senden, aber wenn du deine ganze *Willenskraft* einsetzt, dann wirst du auch wahrnehmbar Energie an diesen Punkt senden. Wenn du den echten Willen hast, deinen rechten Arm zu energetisieren, dann erzeugst du Energie, die als Kraft gefühlt wird, und du erzeugst Spannung in den Muskeln.

Der Wille ist der wichtigste Faktor, wenn du Veränderungen im Energiefluss zu den Muskeln oder in irgendwelchen anderen Körperbereichen hervorrufen willst. Du entdeckst so die großartige Beziehung zwischen dem Willen und der Energie: „Je stärker der Wille, desto größer der Energiefluss."

Eine Übung, mit der du Spannung erfahren kannst

Sitze auf einem Stuhl. Spanne den ganzen Körper an und dann entspanne ihn wieder, wobei dein Körper selbst ganz bewegungslos bleibt. Dann beuge dich mit nach unten hängenden Armen vor, verschränke die Finger und stelle dir vor, du würdest ein Seil festhalten. An das Seil ist ein Gewicht von 25 Pfund gebunden. Nun sende genügend Willenskraft und Energie in deinen Körper, um dieses Gewicht 5 Zentimeter vom Boden zu heben – du spannst die Hände an, die Unterarme, die Oberarme, deine Brust, deinen Bauch, deine Hüften, deine Oberschenkel, deine Beine und deine Füße. Nun setze noch mehr Spannung ein und hebe das Gewicht noch höher: 10 Zentimeter, 20 Zentimeter, 30 Zentimeter. Es ist ziemlich schwer. Und dann lass dein vorgestelltes Gewicht fallen und setze dich ganz entspannt und still in deinen Stuhl.

Wenn du stärker wirst, stelle dir vor, dass du ein Gewicht von 30 oder sogar 40 Pfund hochhebst – versuche dabei, die genaue Menge Spannung zu spüren, die du brauchst, um ein bestimmtes Gewicht in deiner Vorstellung anzuheben. Dann entspanne dich wieder. (Der beste Weg, um die genaue Energiemenge zu ermitteln, die nötig ist, um ein bestimmtes Gewicht in deiner Vorstellung anzuheben, besteht darin, ein echtes Gewicht einmal anzuheben und zu spüren, wie viel Willenskraft und Energie du dafür brauchst.)

Maße für Spannung und Entspannung

Spannung entsteht, wenn Energie durch Willenskraft in irgendeinen bestimmten Muskel geschickt wird. Es gibt jedoch unterschiedliche Mengen Spannung, je nachdem, wie viel Energie in den Muskel geschickt wird. Wir werden nun der Einfachheit halber von drei Arten Energie ausgehen: niedriger, mittlerer und starker Spannung. Wenig Spannung bedeutet eine kleine Energiemenge, mittel heißt etwas mehr und starker Spannung bedeutet, so viel Energie wie möglich. Der Rückzug der Energie aus den Muskeln nennt man Entspannung. Diese kann man auch in drei Zuständen messen, die zu einer teilweisen oder vollständigen Entspannung führen.

Du bist vielleicht in der Lage, zwischen diesen drei Zuständen zu unterscheiden, wenn du folgende Übung machst: Hebe deinen rechten Arm so hoch, dass er parallel zum Boden ist, und halte dann deinen Unterarm kurz vor dem Ellenbogen mit den Fingern deiner linken Hand. Drücke leicht zu. Halte nun weiter deinen rechten Unterarm ruhig und entspannt mit einer herabhängenden Handfläche und lockeren Fingern und spüre das Ausmaß der Spannung:

1. Niedrige Spannung: Schließe die Finger deiner rechten Hand zum Teil und nimm wahr, wie eine schwache Spannung in den Muskeln deines Unterarms entsteht.
2. Mittlere Spannung: Schließe deine Finger zur Hälfte und nimm die mittlere Spannung wahr.
3. Starke Spannung: Drücke deine Finger fest zusammen und spüre die starke Spannung.

Nun lass deinen Arm zur Seite fallen. Mit geschlossenen Augen spanne ihn bis zum Höchstmaß allein durch deine Willenskraft an. Nun öffne deine Finger halb, dann öffne die Hand so weit, dass sie beinahe ganz geöffnet ist, dann lass deine Finger sich vollkommen entspannen und deine Hand herabhängen. Du erlebst so die unterschiedlichen Maße der Entspannung, die mit einer vollständigen Entspannung der Muskeln endet.

Während der Entspannung achte auf den graduellen Rückzug der Energie und der Lösung der Muskeln. („Entspanne und fühle.“) Durch Spannung kann Energie in den Körper gezogen werden und durch Entspannung kann sie von ihm abgezogen werden.

Probiere die hier genannte Übung mit jedem Körperteil aus, während du auf dem Rücken auf einer harten Unterlage liegst oder auf einer Decke auf dem Boden. Wenn du deinen Unterarm oder deinen Oberarm entspannst, stelle sicher, dass du deinen Arm locker an der Seite herunterhängen lässt und ihn nicht anhebst. Denn wenn du den Arm anhebst, dann musst du dazu die Muskeln anspannen, die dazu dienen, dass er sich heben kann.

Der Sinn dieser Spannung und Entspannung besteht darin, die Lebenskraft und den Geist vom Körperbewusstsein zu trennen. Wenn du dies schaffst, dann werden der Wille und die Lebenskraft wirklich den Körper in Besitz genommen haben. Dann können sie durch ihre heilenden Strahlen chronische Störungen aus jedem Körperteil entfernen.

Die Yogoda-Übungen

Bemerkung des Herausgebers: Yogananda begann 1918, die Yogoda-Übungen in seiner Schule für Jungen in Ranchi in Indien zu unterrichten. In seinen Lektionen in den 1920er Jahren lehrte er die Übungen, die unten und im Anhang angegeben sind. In den Jahrzehnten, die folgten, entwickelte er sie zu einem vollständigen System von 39 Übungen, mit denen jeder Körperteil aufgeladen werden konnte, und nannte sie die Energetisierungsübungen. Yogananda betrachtete seine Energetisierungsübungen als Grundlagentechnik seines Kriya-Yoga-Weges.

Wenn du Interesse daran hast, das vollständige System der Übungen zu lernen, dann kontaktiere den Crystal Clarity Verlag. Die Übungen sind auf DVD verfügbar, auf CD, als

Poster und im Buchformat. Die Übungen in diesem Buch sind nur ein kleiner Teil des Systems, das später von dem Meister vollständig entwickelt wurde.

Das Yogoda-System stellt eine epochale Entdeckung in der Wissenschaft der Körperkultur und inneren Kultur dar.

Das Wort Yogoda ist vom Wort „Yoga" abgeleitet und bedeutet Harmonie und Gleichgewicht und die Silbe „da" das, was es vermittelt. „Yogoda" bedeutet ein System, das Harmonie und Gleichgewicht gegenüber allen Kräften und Eigenschaften vermittelt, die der Vervollkommnung des Körpers, des Geistes und der Seele dienen.

Yogoda unterstützt und vervollständigt andere Übungssysteme und revolutioniert frühere Vorstellungen über die Entwicklung der Körpergewebe und geistigen Eigenschaften. Durch die richtige Übung auch des Willens erweckt Yogoda sterbende Gewebezellen und erschöpfte Geisteszustände und hilft dabei, Milliarden neuer Zellen zu bilden. Durch Yogoda werden alle unterschiedlichen Gewebe des Körpers – wie Knochen, Muskeln, Bindegewebe, Nerven und Fettgewebe – in rechter Weise geformt. Kreislauf, Atmung, Verdauung und alle anderen unwillkürlichen Prozesse des Körpers werden harmonisiert und belebt und der Geist wird geklärt.

Yogoda ist der sicherste und wirksamste Weg, um körperliche Störungen und unharmonische Zustände des Geistes zu heilen. Es arbeitet wie ein heilender Balsam für nervliche Störungen oder Magen- und Verdauungsprobleme. Es heilt Verstopfung, indem es die peristaltischen Bewegungen der

Darmmuskulatur beschleunigt. Es vermehrt auch die Sekretionen der Leber, der Bauchspeicheldrüse usw. Es heilt Kopfschmerzen, Gicht und Rheuma, da es den Stoffwechsel reguliert, es bringt Erkältungen und Bronchitis zum Verschwinden, indem es die Atemzellen in Bewegung bringt. Die Gehirntätigkeit und das Gedächtnis nehmen zu, da die Blutzufuhr vermehrt wird. So erzeugt es eine größere allgemeine Vitalität, die eine wunderbare Entwicklung der Stärke von Geweben und Nerven bewirkt und so ein langes Leben sicherstellt.

Yogoda lehrt die Kunst, heilende Lebenskraft bewusst zu einem erkrankten Körperteil zu senden.

Wenn man Yogoda einmal gelernt hat, dann wird eine 10-minütige Praxis pro Tag Ergebnisse sicherstellen, die es in den meisten anderen Bewegungsrichtungen bisher noch nicht gegeben hat. Es vermeidet die negativen Wirkungen anderer Systeme, wie die Erschöpfung des Herzens und anderer Organe, und auch ein eventuelles Organversagen, während es eine positive Entwicklung im ganzen menschlichen System begünstigt. Es hilft, die ungerichtete Aufmerksamkeit von den Sinnen und den ruhelosen Gewohnheiten abzuziehen und sich auf ein Thema zu konzentrieren.

Übungen mit Hilfsmitteln, wie beispielsweise Hanteln, bleiben rein mechanisch. Ihnen fehlt die vollständige, aktive Einbeziehung des Willens, und so vermitteln sie nicht das Gefühl von Leichtigkeit und flüssigem Gleiten, sondern sie verursachen Schocks im System.

Da wir oft nicht die genaue Stärke unserer Muskeln und Nerven kennen, kann es passieren, dass wir unser Nervensystem oder unsere Muskulatur verletzen, wenn wir Hilfsmittel ohne Anleitung oder Unterscheidungsfähigkeit einsetzen. Wenn wir Übungen unkonzentriert ausführen, dann bekommt der Wille nicht die Chance, die Muskeln auf die Übungen vorzubereiten.

Möchtest du lieber Kraft erreichen oder Gesundheit? Deine Antwort wird mit Sicherheit sein: „Ich will beides." Aber erinnere dich daran: Zu viel Aufmerksamkeit auf den Aspekt der Kraft zu richten, wird dazu führen, dass du den Aspekt der Gesundheit vernachlässigst – denn das Herz, die Lungen und die anderen Vitalorgane können so zu sehr angestrengt werden, was letztlich zu ihrer Schwächung führt – so, wie auch ein Motor überanstrengt werden kann und dann zusammenbricht. Yogoda schenkt uns wunderbare Gesundheit, Stärke und ein Gefühl von Frische in jedem Gewebe und damit mehr als ausreichend Kraft.

Ein Mensch kann in seinen Gliedmaßen große Kraft entwickelt haben und trotzdem nicht sehr gesund sein. Es ist ein Fehler, anzunehmen, dass körperliches Üben das einzige Ziel verfolgt, Kraft zu erreichen. Es gibt neben den Muskeln noch andere Gewebe und Organe im menschlichen System. Die gesunde Funktion der Lungen und des Magens ist weitaus bedeutsamer, als große Kraft in den Armen, Beinen oder im Rücken zu besitzen. Es ist dumm, reine Muskelstärke zu entwickeln und die wichtigen Organe oder besonders den Willen, der sie alle belebt, zu vernachlässigen.

Yogoda basiert auf ewigen Wahrheiten

Yogoda ist sowohl eine Heilmethode als auch eine Methode zur Vorbeugung von Krankheiten, geistiger Schwäche und Leiden. Es basiert auf Wahrheiten, ist durch Erfahrung gehärtet und wird verstärkt durch Ausdauer und Beharrlichkeit.

Yogoda verhindert die Verhärtung der Arterien und stellt bleibende Jugend sicher, indem es einen gleichmäßigen Kreislauf begünstigt und dazu beiträgt, fremdes Material aus dem System zu entfernen. Es belebt, vergrößert und stärkt die Gewebe, weckt schläfrige Muskeln, bildet knöcherne Gewebe oder Knochen und beschleunigt die unwillkürlichen Funktionen des Körpers wie die des Herzens, der Lungen, des Magens und des Darmes, der Kapillargefäße, der Lymphdrüsen, der Venen und des Gehirns. Gewöhnlich besitzen wir keine Kontrolle über unseren Kreislauf, unsere Verdauung und über andere unwillkürliche Prozesse unseres Körpers. Aber wir können sie beeinflussen, wenn wir die willkürliche Muskeltätigkeit trainieren, denn diese können wir kontrollieren.

Yogoda lehrt, wie man jede einzelne Zelle des Körpers mit einem Ring aus supra-geladener elektrischer Vitalenergie umgeben kann und die Zellen auf diese Weise vor Verfall und dem Eindringen von Bakterien bewahrt. Yogoda spiritualisiert die Körperzellen und verwandelt sie in unsterbliche Seelen und elektrische Lebenskraft.

Ein unerschöpflicher Vorrat an Lebensenergie

Ein Mangel an geistiger Willenskraft bringt stets einen Mangel an Körperenergie mit sich, während Willenskraft stets den Energievorrat auffüllt. An diesen Fakten kann man bereits die subtile Beziehung zwischen der Energie und der Willenskraft erkennen.

Die besondere psychophysische Technik des Yogoda versetzt uns in die Lage, uns mit dem ganz einzigartigen Lebensstrom zu verbinden, der in der medulla oblongata existiert und der mit der kosmischen Lebensenergie verbunden ist, die den Körper umgibt und durchdringt, sodass auf diese Weise ein unerschöpflicher Vorrat geschaffen wird. Sage niemals: „Ich bin müde!" Arbeite mit deinem ganzen Willen. Und während du arbeitest, fühle, wie die ewige Energie ohne Unterbrechung in dir strömt.

Jeder Mensch wünscht sich, in seinem eigenen Bereich großartig zu sein, aber oft kann er sich seinen Wunsch nicht erfüllen. Warum? Weil die Menschen keine Kontrolle über ihren Körper haben. Yogoda versetzt uns in die Lage, auf wissenschaftliche Weise alle Körperteile zu kontrollieren – die Gliedmaßen, die Muskeln, die Stimmorgane usw. Yogoda hält Muskeln und Gewebe, ja, den ganzen Körper fit, wach und diszipliniert und jederzeit in der Lage, entsprechend den Anweisungen des Regenten, der Willenskraft, zu handeln.

Yogoda ist das Ergebnis jahrelanger Forschung und zahlloser Experimente. Es ist vollkommen einfach und sehr praxisorientiert, man kann es schnell lernen und leicht anwenden. Seine Wirkweise ist vitalisierend und in einem Maße „aufbauend“, wie man es bisher noch nicht kannte. Wenn Yogoda bekannt wird und praktiziert wird, dann wird zwangsläufig daraus einer der größten Fortschritte für die Menschheit folgen.

Die Praxis der Übungen

Schüler sollten sich erinnern, dass die Yogoda-Übungen am Anfang besser langsam gemacht werden sollten, auf sanfte und rhythmische Weise und niemals abrupt. Jede Bewegung sollte harmonisch sein. Wenn irgendein Körperteil besonders schwach ist, dann schicke die Energie sehr langsam und sanft und setze nur eine schwache Spannung ein. Dieser Körperbereich wird dann nach und nach gestärkt werden. Durch die Intensität deiner Bemühungen kannst du dich selbst sehr bald heilen, da Yogoda dir die Macht gibt, die Heilquelle, die kosmische Lebensenergie, in Kontakt mit dem erkrankten Gewebe zu bringen. Du kannst fühlen, wie der jeweilige Energiestrom in deinem Körper angeschaltet wird, genau da, wo du es brauchst. Die Schwingung, die du in einem Muskel spürst, ist keine willentliche Bewegung, sie wird vielmehr verursacht durch die Energieladung, die in den Körper gelenkt wird.

Halte unter allen Umständen deine Wirbelsäule aufrecht und ebenso den ganzen Körper. Yogoda wird dir Anmut und Bewegungsfreiheit verleihen, mit der du tanzen oder schwimmen, ringen oder spazieren gehen kannst. Aber vor allem wird es dich lehren, dass du nicht dein Körper bist, der nur dein Diener ist, sondern dass du eine Ausdrucksform der unsterblichen Lebensenergie bist.

Übe sehr langsam, aber mit deinem ganzen Willen, so, dass es angenehm für dich ist, und mit geschlossenen Augen. Wenn du die Augen geschlossen hältst, dann ist deine Konzentration größer und du verhinderst, dass die Energieströme durch deine Augen entweichen. Mehr als eine oder zwei Wiederholungen jeder Übung sind nicht nötig, wenn du die obenstehenden Regeln befolgst. Praktiziere regelmäßig, wenn du aufstehst, und immer dann, wenn du dich erschöpft fühlst.

Wenn du dabei bist, zu üben, halte deinen Geist auf die medulla gerichtet und stelle dir vor, dass die Energie durch die medulla in deinen Körper fließt und von dort zu jedem Teil deines Körpers. Indem du deinen Geist auf die medulla ausgerichtet hältst, wirst du schnell lernen, wie du aus dem Äther Energie in deinen Körper ziehen und ihn willentlich in alle Bereiche deines Körpers schicken kannst, auch ohne den körperlichen Prozess des Anspannens und Entspannens. Konzentriere dich ständig auf den Gedanken: „Ich bin auf ruhige Weise aktiv, ich bin auf aktive Weise ruhig. Ich bin der Prinz des Friedens und ich sitze auf dem Thron des Gleichgewichts."

Schließe die Augen und konzentriere dich auf die medulla. Indem du dort das Licht spürst und visualisierst, wiederhole: „Der kosmische Strom fließt in mir, fließt in mir, durch meine medulla fließt er in mir, fließt er in mir. Ich denke und will, dass der Strom in mir fließt, in meinem ganzen Körper soll der Strom fließen. Ich bin aufgeladen, ich bin geheilt, ich bin aufgeladen, ich bin geheilt. Blitzendes Licht durchströmt mich. Ich bin geheilt, ich bin geheilt."

Erste Übung

1. Spanne sanft jeden Körperteil von 1 bis 20 an und entspanne ihn wieder. Sprich dabei geistig die Worte: „Meine Kinder, wacht auf!" Richte deine Aufmerksamkeit auf das Zentrum des Muskels und spanne langsam den Körperteil erst leicht, dann mittel und dann stark an. Entspanne kurz und vollständig. Spanne an und dann entspanne (von 1 bis 20), und zwar den linken Fuß, den rechten Fuß, den linken Unterschenkel, den rechten Unterschenkel, den linken Oberschenkel, den rechten Oberschenkel, die linke Hüfte, die rechte Hüfte, den Bauch (unter dem Nabel), den Magen (über dem Nabel), den linken Unterarm, den rechten Unterarm, den linken Oberarm, den rechten Oberarm, die linke Brustseite, die rechte Brustseite, die linke Seite des Nackens, die rechte Seite des Nackens, die Kehle, den rückwärtigen Teil des Nackens in langsamer, rhythmischer Folge.

2. Jetzt spanne jeden Körperbereich an (erst mit leichter, dann mit mittlerer und zuletzt mit starker Spannung) und halte dann diese starke Spannung in jedem Körperbereich aufrecht, während du durch deinen Körper weiter nach oben gehst (1 bis 20). Du spannst so zunächst den linken Fuß an, dann den rechten Fuß, den linken Un-

terschenkel und den rechten Unterschenkel, den linken Oberschenkel und den rechten Oberschenkel, die linke Hüfte und die rechte Hüfte, den Bauch (unter dem Nabel), den Magen (über dem Nabel), den linken Unterarm, den rechten Unterarm, den linken Oberarm, den rechten Oberarm, die linke Brustseite, die rechte Brustseite, die linke Seite des Nackens, die rechte Seite des Nackens, die Kehle, die hintere Seite des Nackens, in einer langsamen, rhythmischen Folge.

Vibriere nun sanft deinen ganzen Körper, halte alle 20 Körperbereiche angespannt, halte auch den Atem an und zähle geistig von 1 bis 6. Nimm dabei schnell wahr, welche Körperbereiche angespannt sind und welche nicht.

Atme dann aus und entspanne langsam die Kette der angespannten Teile, angefangen vom Kopf bis zu deinen Füßen, in umgekehrter Folge, von 20 bis 1. (Wenn du während der Entspannung der Bereiche oberhalb deiner Taille bemerkst, dass du versehentlich auch schon Bereiche unterhalb deiner Taille mit entspannt hast, spanne gleichzeitig all die Bereiche unterhalb deiner Taille nochmals an und entspanne sie dann von der Taille abwärts, einen nach dem anderen.)

Wenn du diese Technik praktizierst, wirst du wahrscheinlich zum ersten Mal den Unterschied zwischen Gewebe und Energie spüren können.

Wenn du morgens aufwachst, springe nicht einfach so aus dem Bett. Geh durch die oben genannte Abfolge und energetisiere so deinen Körper, während du noch im Bett bist.

Schließe deine Augen. Entspanne zunächst alle Bereiche und schenke ihnen sozusagen ein Energiefrühstück, indem du deinen ganzen Körper erst langsam anspannst und ihn dann entspannst. Spanne an und entspanne wieder, langsam und nach und nach. Tue dies nicht ruckartig. Wenn du gelernt hast, wie du dich darauf konzentrieren kannst, wirst du lernen, wie du auf diese Weise die Energie aus deinem Körper auch wieder abziehen und auf Gott richten kannst.

Wann immer du einen Körperbereich entspannen willst, spanne ihn erst an, halte die Spannung und zähle von 1 bis 3, dann entspanne schnell und spüre, wie die Energie sich zurückzieht. Halte den entspannten Teil still und denke gar nicht mehr darüber nach.

Es gibt keine großartigere Methode der Entspannung als die, die du jetzt gerade lernst. Zu jeder Zeit, wenn du müde bist oder dir Sorgen machst, spanne deinen ganzen Körper an und entspanne ihn dann wieder, wirf deinen Atem beim Ausatmen regelrecht aus dem Körper heraus und du wirst ganz ruhig werden.

Bemerkung des Herausgebers: Wenn du gerne 12 weitere wertvolle Yogoda-Übungen ausprobieren möchtest, schaue dich im Anhang um.

Heilübung mit der Lebenskraft

Der großartigste Weg, dir Heilung zu schenken, besteht darin, deinen Körper mit Lebenskraft zu füllen. Die folgenden Übungen werden extrem wohltuend für alle geschwächten Körperbereiche oder Organe deines gesamten Körpers sein.

Um jeden Körperbereich zu heilen: Spanne sanft den betreffenden Körperbereich an und entspanne ihn wieder. Dann spanne ihn leicht an und halte die Spannung, zähle geistig von 1 bis 10 und stelle dir dabei vor, wie du die Krankheit wie durch einen Stromschlag tötest. Entspanne. Wiederhole dies 10-mal, 3-mal täglich, wenn dein Magen praktisch leer ist. Wie eine leere Batterie von einem Dynamo aufgeladen wird, so lädt die gehaltene Spannung in deinem Körper den betreffenden Körperbereich wieder auf. Stelle dir dabei konstant vor, dass göttliche Elektrizität durch dich fließt und dass sich deine Willenskraft mit der göttlichen Energie in deinem Körper verbindet.

Praktiziere diese Heilübung für jeden beliebigen Körperteil im Liegen. Du kannst dabei auch stehen, aber wenn du stehst, dann musst du bestimmte Muskeln der Füße, der Unterschenkel und der Oberschenkel einsetzen, damit dein Körper aufrecht gehalten werden kann.

Um Schmerzen in einem Arm oder Bein zu lindern und um diese Bereiche ganz allgemein zu stärken: Spanne den entsprechenden Körperbereich sanft und mit voller Aufmerksamkeit während der Ausatmung an, zähle dabei von 1 bis 20, dann entspanne und atme dabei ein. Wiederhole dies sechsmal, jeden Morgen und immer dann, wenn es dir notwendig erscheint.

U*m die Knie zu stärken:* Beim Ausatmen komme schnell in die Hocke, balanciere auf deinen Zehen und halte die Wirbelsäule aufrecht. Stehe dann schnell auf und atme dabei ein. Halte dann den Atem an und spanne sanft den ganzen Körper an, dann atme aus und entspanne. Wiederhole dies zehnmal am Morgen und am Abend.

Übung für deinen Hals, um Erkältungen zu beseitigen und die Stimmbänder zu stimulieren: Mit geschlossenem Mund rolle deine Zunge rückwärts und vorwärts. Praktiziere dies viermal. Dann drücke dein Kinn auf die Brust und spanne den vorderen Teil deiner Kehle an. Hebe dein Kinn unter Spannung an, entspanne und lass das Kinn wieder auf die Brust sinken. Einmal wiederholen.

Gegen Kopfschmerzen: Drücke sehr sanft eine Handfläche gegen deinen Hinterkopf und die andere Handfläche auf deine Stirn. Atme ein, halte den Atem an und spanne sanft, aber mit voller Konzentration deinen Oberkopf an. Dann atme aus und lass die Anspannung im Oberkopf los. Wiederhole diese Übung vier- bis sechsmal, wenn du gerade Kopfschmerzen hast, solange es notwendig ist.

Um deine Konzentration zu stärken: Atme aus und bleibe im Ausatem. Spanne die Muskeln deines Kopfes sanft an, konzentriere dich intensiv auf diese Stelle. Zähle dabei von

1 bis 5. Atme ein uns lasse die Spannung im Kopf los. Wiederhole dies sechsmal.

Um deine Nerven zu stärken: Atme ein und halte den Atem an. Spanne sanft deinen ganzen Körper an, halte die Spannung und zähle von 1 bis 20. Konzentriere dich dabei intensiv auf den ganzen Körper. Atme aus und lasse die Spannung los. Bleibe ganz still und genieße die Beruhigung des Körpers. Wiederhole diese Übung dreimal am Tag oder jedes Mal, wenn du dich schwach oder nervös fühlst.

Um deine Augen zu stärken: Atme aus und bleibe im Ausatem. Schließe deine Augen und ziehe die Augenlider sowie deine Augenbrauen sehr sanft zusammen. Halte die Spannung der Augen aufrecht und konzentriere dich intensiv darauf. Zähle dabei von 1 bis 20. Dann lasse die Spannung der Augenlider gehen. Atme ein. Wiederhole die Übung siebenmal, morgens und abends.

Affirmation, nach allen Yogoda-Übungen zu sprechen

Oh, ewige Energie!
Erwache in mir, bewusster Wille,
bewusste Lebenskraft, bewusste Gesundheit.
Guter Wille für alle, Lebenskraft für alle,
Gesundheit für alle.

Oh, ewige Energie!
Durch Deine Kraft erkenne ich,
dass durch Spannung ich Energie
in diesen meinen Körper senden kann
und sie durch Entspannung zurückziehe.
Ich bin ein Diener meines Körpers,
der hierher durch Deine Gnade gesandt worden ist,
um ihn zu beherrschen,
aber niemals, um mit ihm identifiziert zu sein.

Oh, ewige Energie!
Schenke mir spirituelle Geduld,
sodass ich regelmäßig die Übungen praktiziere
– sowohl am Morgen wie am Abend –
so gut ich es vermag.

Ewige Jugend für meinen Körper und Geist,
lebe in mir für immer, für immer, für immer!
Mein Geist, erwache! Schlafe nicht länger, erwache!
Schlafe nicht länger, erwache, schlafe nicht länger!
Frieden, Frieden, Frieden!

Ich bin stark, ich bin Stärke,
ich bin gesund, ich bin Gesundheit,
ich bin erfolgreich, ich bin Erfolg,
ich bin gesegnet, ich bin Seligkeit,
ich bin friedlich, ich bin Frieden.
Ich bin unsterblich, ich bin Unsterblichkeit.

Frieden, Seligkeit, Frieden!

* * *

Weitere Affirmationen und Gebete für göttliche Energie

Oh, göttlicher Geist, lehre mich,
meinen Körper zu heilen,
indem ich ihn wieder auflade
mit Deiner kosmischen Energie.
Lehre mich, meinen Geist zu heilen,
indem ich lächle und mich zentriere,
meine Seele zu heilen,
indem ich die Intuition entwickele,
die aus Meditation geboren wird.
Hilf mir zu spüren,
dass mein Herz in Deiner Brust klopft,
dass Du mit meinen Füßen gehst,
mit meinem Atem atmest,
meine Arme im Handeln bewegst
und meine Gedanken
durch mein Gehirn weben lässt.

Mach mich zu Dir selbst,
sodass ich zu der kleinen Luftblase werde,
die in Dir, dem Ozean, schwebt.

* * *

Geliebter Gott,
lade meinen Körper mit Deiner Lebenskraft auf.
Lade meinen Geist auf mit Deiner spirituellen Kraft.
Lade meine Seele auf mit Deiner Freude,
mit Deiner Unsterblichkeit.
Durch Selbst-Verwirklichung in mir
werde ich die Befreiung finden,
die mich zu Dir führt.

* * *

Ich lebe, bewege mich und lebe mein Wesen
im göttlichen Geist,
wie ein Fisch im Wasser lebt
und ein Vogel in der Luft.
Ich werde bewusst meine Kraft,
meine Gesundheit und mein Glück
aus dieser allumfassenden Gegenwärtigkeit ziehen.

* * *

Oh, bewusste kosmische Energie,
Du allein hältst meinen Körper
auf unmittelbare Weise am Leben.
Feste, flüssige und gasförmige Nahrung verwandelst

und spiritualisierst Du in mir
durch Deine kosmische Energie,
sodass sie zu reiner Energie wird.
Hilf mir zu lernen, oh göttlicher Geist,
mehr und mehr von der unmittelbaren
kosmischen Energie zu leben
und weniger und weniger durch Essen allein.
Deine Energie brennt in der Glühlampe
meiner fünf Sinne, ich lade mich auf
mit Deiner allgegenwärtigen,
kosmischen Energie.

* * *

Ich will das Leben zwingen, sich aufzuladen.
Mit göttlichem Willen will ich es laden
Durch meine Nerven und Muskeln,
alle Gewebe, Gliedmaßen und alles in mir.
Mit vibrierendem, prickelndem Feuer,
mit brennender, fröhlicher Kraft,
im Blut und in den Drüsen.
Durch allerhöchsten Befehl,
bitte ich Dich zu fließen,
durch meinen Befehl,
bitte ich Dich zu strahlen,
durch meinen Befehl
bitte ich Dich zu strahlen.

* * *

Lass mich spüren,
dass Du die Elektrizität meines Lebens bist,
die das Getriebe meiner Knochen,
Nerven und Muskeln antreibt.
In jedem Herzschlag, jedem Atemzug,
in jedem Ausbruch vitaler Aktivität
will ich lernen, Deine Macht zu fühlen.

Verjüngung bedeutet, das Leben in seiner ganzen Fülle zu leben und sich bis zum letzten Lebenstag jung zu fühlen. Du musst lernen, wie du dich verjüngen kannst – in deinem ganzen Körper. Dies erreichst du nicht nur durch eine geeignete Ernährung, sondern durch Lebensenergie und dadurch, dass du deine Willenskraft entwickelst. Du kannst durch diese Willenskraft Lebensenergie in deinen Körper bringen. Jeder von euch kann sich verjüngen. Wenn dein Körper sich aus der unendlichen Quelle auflädt, dann wirst du lernen, von deiner Seele aus zu lächeln.

Hinter deiner Körperwelle liegt der riesige Ozean Gottes, hinter deiner Seele liegt die Weisheit Gottes, hinter deinem Geist liegt die unendliche göttliche Intelligenz. Indem du dich mit Ihm verbindest, wirst du erkennen, dass du ein Kind Gottes bist.

KAPITEL 2

RUNDUM VERSORGT – WIE DU EIN GESUNDES LEBEN FÜHRST

Wahre Gesundheit

Gesundheit bedeutet mehr, als nur einfach zu existieren. Nicht ins Krankenhaus zu müssen bedeutet noch lange nicht, gesund zu sein. Wirklich eine Krankheit bekämpfen zu können, Stress auszuhalten, sich seine geistige Kraft zu erhalten und den Körper als Luxusgut zu erleben – wie ein Vogel, der durch die Luft schießt und wie ein Kind, das sich immer so fühlt – das ist wahre Gesundheit.

Die feinstoffliche Ernährung

Was destilliertes Wasser für eine Nassbatterie ist, das ist Nahrung für die Batterie des Körpers. Die Lebensenergie in der Körperbatterie stammt aus der kosmischen Energie, die durch die medulla in den Körper strömt, sowie aus der Nahrung. Darum ist es eine so verzwickte Aufgabe für die Lebenskraft, zusätzliche Lebensenergie aus der Ernährung herauszufiltern und sie unserem Körper zuzuführen, indem Nahrungsmittel aufgebrochen und in Energie umgewandelt werden. Und deshalb sollte die Ernährung, die wir uns zuführen, aus Nahrungsmitteln bestehen, die möglichst leicht in Energie umgewandelt werden können. Sauerstoff und Sonnenlicht sollten darin einen besonders wichtigen Platz einnehmen, denn sie besitzen die besondere Eigenschaft, Energie in uns herzustellen.

Je mehr du von deinem Willen und von der kosmischen Energie abhängst, um dich zu versorgen, desto geringer werden deine Bedürfnisse nach grobstofflicher Nahrung sein. Je mehr du von grobstofflicher Nahrung abhängig bist, desto schwächer wird dein Wille sein und desto weniger wirst du die Ressourcen der kosmischen Energie für dich in Anspruch nehmen können.

Die feinstoffliche Ernährung besteht also vor allem aus Nahrungsersatzstoffen wie Sonnenlicht und Sauerstoff, die sehr leicht aufgenommen und in Energie verwandelt werden können. Feinstoffliche Nahrungsmittel geben dem Menschen wesentlich schneller Energie als feste oder flüssige Nahrungsmittel, die wesentlich schwerer verstoffwechselt und zu reiner Lebenskraft umgewandelt werden können.

Wenn du also müde oder hungrig bist, dann nimm zuerst ein Sonnenbad, und du wirst dich revitalisiert und mit ultravioletten Strahlen aufgeladen fühlen. Atme draußen oder an einem offenen Fenster mehrere Male tief ein und aus, und deine Müdigkeit wird schnell verflogen sein. Ein Mensch, der fastet und dreimal täglich zwölfmal tief ein -und ausatmet, lädt seinen Körper mit Elektronen und freier Energie aus der Luft und aus dem Äther auf.

Praktiziere darum die folgende Übung dreimal am Tag: Atme langsam aus und zähle dabei von 1 bis 6. Nun, während die Lungen leer sind, zähle wieder von 1 bis 6. Atme dann langsam ein und zähle wieder von 1 bis 6. Dann halte den Atem an und zähle wieder von 1 bis 6. Wiederhole diese Übung elfmal.

Ebenso, wie Elektrizität durch eine Stange fließt, die aus einem leitenden Material besteht, das sie elektrifiziert, so lädt die Lebenskraft, die man aus der Luft aufnehmen kann, die Körperbatterie auf. Menschen, die ständig Atemübungen durchführen, haben darum scheinende, anziehende Augen.

Jede der Milliarden Zellen unseres Körpers ist wie ein winziger Mund, der Nahrung aufnimmt. Lebenskraft im Körper erzeugt in uns ein Verlangen danach, Energie aufzunehmen, die gewöhnlich aus Fleisch und anderen Nahrungsmitteln besteht, die dann in den Magen geleitet werden. Die Lebenskraft muss darum trainiert werden, Nahrung aus anderen Quellen aufzunehmen, die feinstofflicher sind. Die energetischen Anforderungen des Körpers können zum Teil durch Sonnenlicht und Sauerstoff ersetzt werden, die durch die Poren aufgenommen werden. Aus diesem Grund sollte die Hautoberfläche auch unbedingt sauber gehalten werden.

Die mentale Diät

Wir müssen uns auch daran erinnern, dass gute Gedanken nährende Nahrungsmittel für unseren Geist sind und dass alle anderen Gedanken Gift für unseren Körper und unseren Geist sind.

Hast du jemals analysiert, aus welchen „Nahrungsmitteln" deine geistige Ernährung besteht? Sie besteht aus den Gedanken, die du denkst, und aus den Gedanken, die du durch nahe Kontakte mit deinen Freunden empfängst. Friedliche Gedanken und friedliebende Freunde stellen darum einen gesunden, feinstofflichen Geist her. Innere Unruhe und Sorgen, die durch die falsche Wahl von Freunden sowie durch wenig wertschätzende Verwandte zu uns kommen, stellen einen ungesunden, düsteren Geist in uns her.

Wenn du unter einer geistigen Krankheit leidest, dann beginne eine mentale Diät. Eine gesundheitsspendende mentale Diät wird deinen Geist klären und dich von den angesammelten mentalen Giften befreien, die durch eine sorglose, falsche mentale Diät entstanden sind.

Lerne als Allererstes, die Ursachen deiner Sorgen auszumerzen und nicht zu erlauben, dass sie dich belasten. Füttere deinen Geist nicht mit geistigem Gift aus frischen Sorgen, die täglich erneut in dir entstehen.

Sorgen sind oft die Folge von Versuchen, nicht zu viele Dinge auf einmal und in Eile zu tun. Überlaste daher deine geistigen

Pflichten nicht, sondern kaue sie, nach und nach, einzeln gut mit den Zähnen deiner Aufmerksamkeit durch und tränke sie mit dem Speichel guten Abwägens. Auf diese Weise wirst du eine Verdauungsstörung aufgrund von Sorgen vermeiden.

Wie man körperliche, mentale und spirituelle Vollkommenheit erreicht

Wenn du spirituelle, feinstoffliche Nahrung zu dir nimmst und Sonnenlicht aufnimmst, das deine Vitalität verbessert, dann wirst du in deinem Körper die ewige Jugend Gottes widerspiegeln. Alle mentalen Giftstoffe zu eliminieren und sich mit göttlichen Nahrungsmitteln zu füllen, die aus Entschlossenheit, Mut und anhaltender geistiger Bemühung und Konzentration bestehen, wird dir beibringen, die schwierigsten Probleme leicht zu überwinden. Wenn du deine Unwissenheit durch kontinuierliche Meditation auf Gott ausmerzt und den Regeln des Yogoda und deines spirituellen Lehrers folgst, dann wirst du vollkommene spirituelle Gesundheit erlangen.

Wenn du erst einmal gelernt hast, das richtige Essen zu essen und die richtigen Gedanken zu denken, dann wirst du mit Weisheit und Freude erfüllt sein und dein Körper und dein Geist werden spiritualisiert und von anderen wie ein Dynamo anziehender Energie erlebt werden. Dein Körper und dein Geist, die von dieser Energie gereinigt worden sind, werden die Schönheit des göttlichen Geistes in sich aufnehmen und du wirst ein spiritueller Magnet werden, aufgeladen mit dem Leben Gottes, der alles segnet, was er berührt.

Wie man sich seine Jugendlichkeit bewahrt

Der achtsame Mensch, der den Gesetzen der Gesundheit folgt, leidet nur selten – im Vergleich zu dem achtlosen Menschen, dem seine Ernährung nicht viel bedeutet. Gehe täglich spazieren, bade deinen Körper täglich in dem natürlichen Bakterienkiller, dem Sonnenschein. Wenn es Winter ist und es gesunde Sportarten gibt, die du draußen ausüben kannst, dann geh Schlittschuhlaufen oder Skifahren oder geh spazieren. Atme die knackig-frische Winterluft ein, die dich belebt. Durch diese Maßnahmen wird sich keine Krankheit in dir einnisten können.

Du musst dich wirklich um deine Körpermaschine kümmern. Während die Jahre vergehen, gib dies nicht auf, wie es viele Menschen tun. Halte dich immer geistig offen und deinen Geist beschäftigt, indem du neue Dinge erschaffst. Die unendlichen Kräfte stehen dir dafür zur Verfügung.

Der Ozean kann allen Wellen helfen, die Form zu behalten, während er sie gleichzeitig in seinem Herzen behält und vorwärtsschiebt. Genauso kann der Mensch seine Jugend erhalten, indem er den ewigen Ozean unsterblicher Macht, der hinter der Welle seines Körpers steht, um Unterstützung bittet, sich auch in Zukunft als diese jugendliche, vitale Form zu manifestieren.

Setze OM für deine Heilung ein

Konzentriere dich in deinem Geist intensiv auf einen schwachen oder kranken Teil in dir. Chante dann 15-mal OM in diesem Körperteil und versuche dabei die warme, elektrische Kraft zu spüren, die ihn mit heilender Energie erfüllt.

Bade im Sonnenlicht Gottes

Wenn die Sonne scheint, dann scheint alles zu lächeln und alle Dinge sind mit einem goldenen Lichtschein umgeben. Ein Bad im Sonnenlicht und in den ultravioletten Strahlen kann die Gewebe und Poren deines Körpers mit lebensspendender Energie füllen. Sie erhöhen die rote Farbe des Hämoglobins, laden es auf und machen es stärker und gesünder. Ebenso wie ein normales Bad Bakterien und Schmutz vom menschlichen Körper abwäscht, so reinigen die ultravioletten Strahlen der Sonne den Körper von Bakterien. Ultraviolette Strahlen dringen in die Heimat der feindlichen Bakterien in den Fingernägeln und Poren ein und brennen sie aus.

Wenn du keine Zeit für einen Spaziergang hast, dann öffne wenigstens das Fenster und lasse deinen lebensspendenden Freund, das Sonnenlicht, auf dich fallen und deinen ganzen Körper baden. Wenn du Angst hast, dass du dich dabei erkältest, springe auf und ab, um warm zu bleiben, aber bade dich jeden Morgen im Meer der Sonnenstrahlen, die Gott für dich erschaffen hat.

Den Körper mit Energie füllen

Wenn du dich draußen bewegst, dann atme langsam ein und zähle von 1 bis 12. Halte den Atem dann an und zähle erneut bis 12, dann atme aus und zähle von 1 bis 12. Tu dies jeden Tag 24-mal, jedes Mal, wenn du draußen gehst.

Nimm, so oft du kannst, ein Sonnenbad, zwischen zehn Minuten und einer halben Stunde, je nachdem, wie stark die Sonne ist. Aber übertreibe es nicht. Achte darauf, dass du keinen ernsthaften Sonnenbrand bekommst, denn der richtet mehr Schaden als Nutzen an. (Die Zeit, die du in der Sonne bist, sollte nach und nach bis zu einer halben Stunde ausgedehnt werden, wobei dies in Übereinstimmung mit deiner Hautstruktur und deiner Sonnentoleranz geschehen sollte!)

Im Sonnenlicht oder in Wasser, das von ultraviolettem Licht erfüllt ist, zu baden, ist sehr heilsam.

Reibe deinen ganzen unbekleideten Körper kräftig und schnell mit deinen Handflächen ab, bevor du ein Bad nimmst. Das erzeugt Lebenskraft und ist ebenfalls sehr heilsam.

Gelegentlich kannst du die zwei Elektroden einer Batterie festhalten – das ist eine gute Methode, deinen Körper mit freier Energie zu versorgen. (Der elektrische Strom sollte natürlich sehr, sehr schwach sein!)

Wenn ein schwacher Mensch im selben Zimmer wie ein starker Mensch lebt, dann absorbiert er etwas von der vitalen und geistigen Anziehungskraft des Letzteren. Aus diesem Grund sollten alte und junge Menschen zusammenleben und ihre Anziehungskräfte austauschen.

Versuche, neue Methoden zu entdecken, um mehr Energie und Anziehungskraft in deinen Körper zu ziehen.

Aspekte der Gesundheit

Wenn du die Schule verlassen hast, dann ist die Zeit für regelmäßigen Sportunterricht gewöhnlich vorbei und die Zeit des Zuviel-Essens und der daraus resultierenden Kränklichkeit beginnt. Viele Menschen erkennen nicht, dass eine gute Gesundheit von folgenden Faktoren abhängig ist:

- richtiges Essen
- fasten
- ausreichend Sport
- frische Luft und Sonnenbäder
- gute Gedanken und Fröhlichkeit
- weniger essen
- Erhaltung vitaler Energie durch Selbstkontrolle
- gute Verdauung
- ruhige Meditation

Wie man gut einschläft

Man kann nach Belieben einschlafen, wenn man auf dem Rücken liegt, die Augen schließt, den ganzen Körper anspannt und entspannt und alle Gedanken wegschickt. Versuche dies, bis du es schaffst, nach Belieben einzuschlafen und zu träumen. Stelle dir mit geschlossenen Augen einen anderen Raum vor als den, in dem du gerade liegst, und schlafe ein, während du an ihn denkst. Auf diese Weise kannst du dafür sorgen, dass du träumst.

Für gesunde Zähne

Warum sollte man Gottes kleines Gesetz missachten, das den Körper gesund und schön erhält? Gewöhnlich schlingst du dein Mittagessen hinunter, gönnst deinen Lippen eine Mini-Massage mit der Serviette und eilst mit dem Gefühl, dass schon alles so in Ordnung ist, zurück an deinen Arbeitsplatz. Aber was ist mit deinen Zähnen? Warum schenkst du ihnen nicht ein reinigendes Bad, nachdem sie so hart für dich gearbeitet haben? Kranke Zähne verursachen viele weitere Krankheiten im Körper. Die Hinduweisen lehren uns, dass du deinen Mund zehnmal mit Wasser gut durchspülen solltest, nachdem du gegessen hast, wenn gerade keine Zahnbürste zur Hand ist.

Gesunde Lebensweise

Neben Sport, frischer Luft, Sonnenlicht und rechtem Essen schließen die Regeln für ein glückliches, gesundes Leben auch geistige Gewohnheiten ein, nämlich ausgiebig zu lächeln, schöpferisch aktiv zu sein, sich zu konzentrieren, einen guten Charakter zu entwickeln und sich in guter Gesellschaft aufzuhalten.

Halte dich selbst geistig infektionsfrei durch den starken Glauben, dass nichts dich verletzen kann und dass du stets behütet bist.

KAPITEL 3

ERNÄHRUNG, UM KÖRPER, GEIST UND SEELE GESUND ZU ERHALTEN

Die richtige Einstellung der Ernährung gegenüber

Wir müssen danach streben, ein Gleichgewicht herzustellen zwischen einer Nichtanhaftung an äußere Dinge und einer sensiblen Beachtung unserer gegenwärtigen Wirklichkeiten. Solange ein Mensch in seinem Körperbewusstsein zentriert ist, muss er dem Körper gegenüber sensibel werden und ihm die richtige Pflege zukommen lassen. Es ist auch spirituell wichtig, vernünftige körperliche Vorsorge zu treffen. Eine gute Ernährung, ausreichend Sport, Frischluft und Sonnenlicht: Diese Aspekte sind für eine umfassende Existenz ausschlaggebend.

Macht Gott und nicht die Nahrung zu eurer Religion. Viele Diät-Fans schwächen nur ihr System, wenn sie exzessiv

Diätregeln befolgen. „Oh!“, rufen sie aus, „ich habe meine Avocado heute noch nicht gegessen, meine Wirbelsäule fühlt sich echt geschwächt an!“ Aber diese Sorge um zweitrangige Themen schwächt nur ihre Willenskraft. In Wirklichkeit ist es ihre Einstellung dem Leben gegenüber, die ihre Wirbelsäule schwächt! Solche Sorgen um Oberflächlichkeiten sind so, als ob man versucht, die Risse in einer Mauer mit Termiten zu stopfen, die sich dann bis auf die Grundmauern durchfressen.

Der Wert natürlicher Nahrungsmittel

Wenn die Stimulierung der Lebensenergie verantwortlich für das Wohlergehen des Menschen ist, warum ist dann Ernährung überhaupt so wichtig? Alle Zellen, einschließlich derjenigen in den Nahrungsmitteln, die wir essen, besitzen eine latente Intelligenz und können unseren Geist und unsere Gehirnzellen beeinflussen. Natürliche Nahrungsmittel wie rohe Früchte, Gemüse oder Nüsse besitzen einen harmonischen und stärkenden Effekt auf den Geist und erlauben der Lebensenergie, ungehindert durch den Körper zu fließen.

Fleisch, das die Schwingungen des Schmerzes, der Angst und der Wut des sterbenden Tieres in sich trägt, sowie denaturierte Nahrungsmittel reizen und stören das Gleichgewicht des Geistes, der auf diese Weise seines Geburtsrechtes beraubt wird, die Kraft zu entwickeln, Lebensenergie zu lenken, um einen beliebigen Körperteil zu heilen. Während Nahrung in sich selbst nicht heilen kann, stellen natürliche

Nahrungsmittel indirekt Gesundheit her, da sie den Geist beruhigen und so erlauben, dass die Lebenskraft ungehindert fließt.

Magnetismus und die richtige Ernährung

Um Magnetismus in euch zu entwickeln, müsst ihr euren Körper von Giftstoffen freihalten. Wenn euer Körper mit Giftstoffen angefüllt ist, dann wird eure Energie dadurch mehr oder weniger gebunden. Versucht deshalb, diese Giftstoffe loszuwerden. Wenn du von innen rein bist, dann scheint deine ganze Energie durch deine Augen, durch dein Gesicht und durch deinen Körper. Du musst also auch auf deine Ernährung achten. Rohkost stellt Magnetismus her. Vor allem Kokosnuss produziert eine Menge Magnetismus. Rote Bete, Spinat und Salat sind voll von Vitalstoffen und schenken dir Magnetismus.

Zu viel Fleisch führt dazu, dass du deinen Magnetismus verlierst, da der animalische Magnetismus deinen spirituellen Magnetismus überlagert. Fleisch zwingt dich dazu, dich zu sehr auf die materielle Ebene zu konzentrieren, und du wirst dann dazu tendieren, Freunde anzuziehen, die ebenfalls materielle Ziele und nicht spirituelle verfolgen. Fleisch führt auch zu einer Überstimulation sexuellen Verlangens. Wenn du nur wenig Fleisch isst, dann wird dir das nicht schaden, aber wenn du die Gewohnheit hast, es täglich zu essen, dann wird es deine magnetischen Fähigkeiten zerstören. Iss lieber gute Fleischsubstitute wie Nüsse oder Zusammensetzungen, die viele Nüsse enthalten.

Zu viele stärkehaltige Nahrungsmittel ebenso wie zu viele Proteine halten die Giftstoffe in deinem Körper zurück. Großzügiger Konsum von Früchten oder Gemüsen andererseits kann deinen Magnetismus stärker entwickeln. Besonders Früchte sind magnetisiert, stärker noch als Gemüse, denn sie sind erfüllt von Sonnenlicht und Vitalenergien. Zu viel zu essen ist nie gut. Zu fasten ist sehr gut, denn es schenkt dem Magen eine Ruhephase. Deine Augen und dein gesamter Körper werden von der Art der Ernährung beeinflusst, die du zu dir nimmst.

Glaube und Ernährungs-Gesetzmäßigkeiten

An die heilenden Kräfte Gottes durch deinen Geist zu glauben und den Ernährungsgesetzen zu folgen, ist besser, als nur Vertrauen in Gott und die geistigen Kräfte zu haben und die Ernährungsgesetze zu missachten.

Ernährung und Stimmung

Unsere Ernährung beeinflusst unseren Geisteszustand entweder in positiver oder in negativer Weise, und was immer unseren Geisteszustand beeinflusst, beeinflusst auch unsere Stimmung. Es ist notwendig, die richtige Nahrung zu essen, um eine gesunde Gehirnfunktion zu gewährleisten, nicht nur, um unseren Körper gesund zu erhalten. Denn jede Nahrung hat einen Einfluss auf unseren Geist.

Der Mensch ist in gewisser Hinsicht einem Auto oder einer Dampfmaschine ähnlich. Die Effizienz ihrer Mechanik und der Motoren hängt zu einem großen Teil davon ab, welches Benzin man einfüllt. Ganz ähnlich ist der Zustand der menschlichen Mechanik – sie ist zu einem großen Teil davon abhängig, welche Nahrung ein Mensch zu sich nimmt. Nahrung hat viel damit zu tun, welche Seiten ein Mensch in sich entwickelt, und zwar im Hinblick auf seinen Charakter, seine Fähigkeiten und seine sozialen Gewohnheiten.

Es ist wünschenswert, sich nicht nur mit den materiellen, sondern auch mit den spirituellen und psychologischen Wirkungen von Nahrung auf den Menschen auszukennen. Dies sind die drei psychologischen Eigenschaften der Nahrung:

- **sattvisch** – entwickelt eine hohe Moral und spirituelle Qualitäten
- **rajasisch** – entwickelt aktive und weltliche Qualitäten
- **tamasisch** – entwickelt dunkle und todbringende Qualitäten

Sattvische Nahrung sind vor allem Obst, Gemüse, Vollkorn und Hülsenfrüchte, frische Milchprodukte, Kokosnussmilch, Erdnuss- und Mandelpasteten und Nüsse. Diese Nahrungsmittel bringen dir einen ruhigen Geist und ein großherziges Gemüt.

Rajasische Nahrung besteht aus Nahrungsmitteln, die einen aktiven, weltlichen, kraftvollen, aber auch emotionalisierten Geisteszustand herstellen. Nahrungsmittel dieser Art sind Zwiebeln, Knoblauch, Eier, Meerrettich, Kürbis,

Kartoffeln, süßsaures Gemüse und Gewürze, ebenso Fisch, Geflügel und Lamm.

Tamasische Nahrung hat eine verdunkelnde, zerstörerische Qualität. Es sind Nahrungsmittel, die viel Geruch in sich tragen, wie verweste oder verfaulte Nahrungsmittel oder solche mit vielen künstlichen Behandlungsschritten (sodass sie ihre natürlichen Eigenschaften verlieren). Beispiele dafür sind Roquefort- Käse, kalt gelagertes Essen und alkoholische Getränke, außerdem Rindfleisch, Kalb oder Schweinefleisch. Diese Nahrungsmittel rufen Stolz, Geiz oder Neid, Rachsucht oder Eifersucht hervor.

Spirituelle Qualitäten von Nahrungsmitteln

Nüsse: Verhelfen zu tiefem Nachdenken, sind gut für die Geisteskraft und die Konzentration

Früchte: Entwickeln das Herz und spirituelle Eigenschaften

Vollkornprodukte: Geben Kraft und verleihen ein gutes Körpermanagement

Hülsenfrüchte: Stellen Charakterstärke her

Milch und Eier: Schenken Enthusiasmus und frische Energie

Bestimmte Eigenschaften durch bestimmte Früchte: Pfirsiche = Selbstlosigkeit, Weintrauben = spirituelle Liebe, Bananen = Demut, Erdbeeren = Würde, Ananas = Mut, Kirschen = Fröhlichkeit

Den Körpertempel aufbauen

Die Körpergewebe sollten jeden Tag mit den geeigneten Materialien, die sie aufbauen, unterstützt werden. Wenn man ein Haus verputzt und zu wenig Kalk in den Sand mischt, dann bemerkt man vielleicht am Anfang nicht, dass da irgendetwas nicht stimmt, aber nach kurzer Zeit schon wird der Putz von der Wand fallen. Ähnlich ist es mit unserem Körper, wenn wir ihn nicht mit der richtigen Art Blut „putzen", das die richtige Art und Menge aufbauender Elemente enthält, denn dann wird unser Körper vorzeitig altern.

Der Körper verliert dann seine Spannkraft, die Gewebe werden schlaff, die Haut zeigt Falten und die Zellen verlieren ihre aufbauende Kraft. Deshalb stelle sicher, wenn du dein Frühstück, dein Mittagessen und dein Abendessen zu dir nimmst, dass du deinem Körper wirklich das richtige Essen zuführst.

Vitamine sind die Gehirne deiner Nahrung

Experimente haben gezeigt, dass Mäuse acht Wochen lang allein durch Wasser überleben können, aber nur sechs Wochen lang, wenn man sie nur mit Weißmehl füttert. Ohne Vitamine in unserer Nahrung sind unsere Mahlzeiten tot. Statt dass wir uns mit ihnen nähren, laden wir Krankheiten in sie ein.

Krankheiten werden aus unserer Unwissenheit geboren, wie die Gesetze von Körper und Geist funktionieren. Richtige

Ernährung, Mäßigung und Bewegung werden praktisch alle Krankheiten vom Erdboden tilgen. Vitamine sind die Gehirne der Nahrung, die du isst. Sie lenken die Verdauung und Aufnahme der Nahrungsmittel und den Aufbau verschiedener Gewebe. Vitamine sind kondensierte Lebensenergie. Sie bestehen aus feinstofflicher Elektrizität, die in den Nahrungsmitteln gelagert sind, um die Körperbatterien mit frischer Energie aufzuladen. Iss darum keine Mahlzeiten, aus denen man die Vitamine herausgekocht hat. Ohne Vitamine geht das Essen in deinen Magen, ohne dass es genau weiß, was es tun soll.

Man sollte keine Mahlzeit essen, durch die man verhungern würde, und man sollte auch nicht zu wenig von dem richtigen Essen zu sich nehmen. Ein Mensch mit einer sitzenden Lebensweise, wie jemand, der am Schreibtisch sitzt oder Bürotätigkeiten ausführt, sollte nur kleine Mengen Nahrung mehrere Male am Tag statt einer großen Mahlzeit zu sich nehmen, und er sollte gelegentlich fasten. Ein Mensch dagegen, der körperliche Arbeit tut, sollte mehr essen, und zwar auch Fleischsubstitute wie Nüsse oder Milch.

Lass dich von deinem Hunger lenken

Drei große Mahlzeiten am Tag zu essen ist eine gefährliche Angewohnheit. Viele Menschen werden dadurch schneller ins Grab geworfen, denn sie beginnen zu essen, sobald die Essensglocke ertönt. Deshalb ignoriere diesen Ruf, wenn du nicht wirklich hungrig bist. Es ist schon gut, regelmäßig zu essen, weil so in deinen Körperzellen eine psychologische Erwartungshaltung entsteht, die dazu beiträgt, dass sich Verdauungssäfte bilden und ausgeschüttet werden. Die intelligenten Zellen warten wie Tiere im Zoo auf ihre Fütterungszeiten.

Aber iss nie, wenn du nicht wirklich hungrig bist. Und wenn du hungrig bist, iss dennoch maßvoll. Iss wenig, wenn du nur ein wenig Hunger hast. Iss nichts, wenn du überhaupt nicht hungrig bist. Lass die Mahlzeiten aus, die du auch mit nur geringem Hunger essen würdest, denn das wird deinen Hunger auf die nächste Mahlzeit ansteigen lassen. Setze deine Willenskraft ein, der Versuchung zu widerstehen, jeden Tag drei große Mahlzeiten zu essen, denn das führt dazu, dass dein gesamtes Körpersystem – einschließlich Zellen, Herz, Nerven und Magen – ständig arbeiten muss. Gönne deiner intelligenten Körpermaschine dann und wann eine Pause und lass beispielsweise das Frühstück aus oder das Mittagessen oder das Abendessen. Wenn du hart arbeitest und sehr viel Hunger hast, dann solltest du schon dreimal am Tag gut essen, aber wähle leichte Mahlzeiten. Wenn du jedoch nicht so viel körperlich arbeitest, dann sind zwei Mahlzeiten absolut ausreichend.

Iss leicht!

Dein Körper ist dir geschenkt worden, um dich in die Lage zu versetzen, bestimmte Arbeiten auszuführen, die auf der materiellen Ebene notwendig sind, und deshalb solltest du ihn wie deinen kostbarsten Besitz pflegen. Es gibt ein syrisches Sprichwort, das sagt: „Der Feind des Menschen ist sein Magen.“ Den Magen mit unnötigem Essen zu überladen ist eine der meist verbreiteten Formen, den Körper zu missbrauchen. Iss darum achtsam und nimm wahr, wie sich dein Körper in kürzester Zeit zum Besseren und Gesünderen wandelt.

Entwickle deine Fähigkeit, „nein“ zu sagen

Wenn du nicht über genügend Willenskraft verfügst, dann versuche sie beim Essen zu trainieren – entwickle deine Fähigkeit, „nein, danke!“ zu sagen. Wenn du also am Tisch sitzt und das Monster deiner Gier dich dazu verführen will, mehr zu essen, als du solltest, und versucht, deine Selbstkontrolle zu betäuben und dich an den Rand einer Verdauungsstörung zu bringen, dann pass auf dich auf. Du nimmst dir dann die genau richtige Menge Nahrung, die für dich angemessen ist, und sagst dir innerlich: „Und jetzt esse ich nichts mehr!“ Erhebe dich vom Tisch und lauf weg. Wenn dann jemand hinter dir herruft: „Stopp, John, vergiss nicht den wunderbaren Apfelkuchen, den ich gebacken habe!“, dann rufe zurück: „Nein, danke!“

Richtig essen

Wichtige Aspekte für die Aufnahme und die Verdauung von Essen sind:

- die richtige Auswahl der Nahrungsmittel
- die anziehende Erscheinung und das Aroma
- eine angenehme Umgebung

Nahrung sollte nicht unter Stress oder in einem aufgewühlten Gefühlszustand gegessen werden. Bei den Mahlzeiten sollte es immer ruhig und angenehm zugehen, alle Gedanken und Gefühle, die dich aufregen könnten, sollten beiseitegelegt werden. Man sollte sich dem Essen mit einem fröhlichen, dankbaren Herzen widmen.

Fleischesser versus Vegetarier

Die Frage, ob man Fleisch essen oder lieber Vegetarier sein sollte, ist ein kompliziertes und sehr kontroverses Thema. Was ich nun sage, wird von den Notwendigkeiten der Welt von heute (1935) gelenkt sein. Ich glaube, dass es nicht möglich ist, etwas dazu zu sagen, das für alle Zeiten und für alle Menschen gilt.

Unser Gewissen und unsere menschliche Empfindlichkeit werden durch das Töten von Tieren wesentlich mehr angesprochen, als wenn wir Gemüse schlachten oder Früchten die Haut abziehen. Die meisten Steakesser würden ihr Fleisch nicht essen, wenn sie selbst das Tier töten müssten, um an ihr Fleisch zu kommen, aber kein Vegetarier würde ein schlechtes Gewissen bekommen, wenn er einer Möhre den Kopf abschlägt. Das Blutvergießen und der Schmerz, den man verursacht, wenn man ein Tier tötet, zeigen, dass die Tiere den Menschen auf der Evolutionsskala näherstehen.

Fleisch ist sehr konzentrierte Nahrung und wirkt stärkend, ist aber auch in hohem Maße verstopfend und hält so die Gifte im Körper zurück, sodass Krankheiten sich leichter ausbreiten können. Gemüse und Obst dagegen, die eine natürliche Abführwirkung in sich tragen, sind gesundheitsfördernd und transportieren Krankheitskeime aus dem Körper. Für den Verzehr von Gemüsen braucht man mehr Geduld – sie sind nicht so hochkonzentriert wie Fleisch, und ein unrichtiger Verzehr von Gemüsesorten wirkt nicht stärkend auf den Körper.

Die Amerikaner leiden vor allem unter Übergewicht, weil sie im Übermaß Proteine in ihren unterschiedlichen Formen essen – als Fleisch, Milch und Nüsse. Amerikaner also sollten besser vegetarisch essen.

Fleischessende Gesellschaften sind gewöhnlich im politischen Sinne frei. Die vegetarisch essenden Inder sind lange nicht stark genug gewesen, die kontinuierlichen Formen fremder Aggression wieder abzuschütteln. Hindus essen beinahe überhaupt kein Protein und aufgrund eines Fanatismus nehmen sie eine vorwiegend stärkehaltige Nahrung zu sich, was dazu führt, dass sie dünn bleiben, aber auch früh sterben. Viele Tiere leben in Indien länger als die Menschen.

Als vorübergehende Maßnahme braucht das heutige Indien eine Nahrung, bei der man Lamm, Ziege und Geflügel verzehrt, bis es genügend Milch oder andere Fleischersatzstoffe produziert. Lammfleisch ist Forschungen zufolge eher in der Lage, sich mit den chemischen Elementen im Körper des Menschen zu verbinden, als andere Fleischformen.

Das Leben des Menschen ist für alle Geschöpfe wertvoller als das Leben von Tieren. Wenn man sich also entscheiden muss, ob ein Mensch Fleisch essen sollte, um zu überleben, oder ob die Tiere überleben und der Mensch sterben sollte, weil er kein Fleisch isst, dann würde ich sagen, dass der Mensch leben und das Tier sterben sollte.

Wir glauben, dass sowohl die Vegetarier wie auch die Fleischesser in der Lage sind, ein langes und gesundes Leben zu führen. Jesus, Buddha und der heilige Franziskus haben Fleisch gegessen und Shankara, Chaitanya und einige großartige christus-ähnliche Heilige in Indien haben kein Fleisch gegessen. Der heilige Petrus sah in einer Vision Tiere und befahl, sie zu schlachten und sie zu essen. Das Gebot „Du sollst nicht töten" bezog sich auf Menschen und nicht auf Tiere. Moses und Jesus waren beide Fleischesser und Moses war derjenige, der die zehn Gebote zu den Menschen brachte.

Fische haben ein Nervensystem und bluten, aber sehr wenige Fischsorten geben irgendeinen Laut von sich, wenn sie getötet werden. Das Leben entwickelt sich in den Säugetieren zu komplexeren Formen, die andere Gewebe haben als Fische. Bullen und Schweine haben hochentwickelte, überaus kampflustige Nervensysteme, sie spüren mehr Schmerz und protestieren laut, wenn man versucht, sie zu töten. Diese Tiere haben genug Bewusstsein entwickelt, um die Liebe zur Selbsterhaltung und die Ungerechtigkeit des Zufügens von Schmerz zu verstehen und sollten deshalb nicht getötet werden. Das Lamm protestiert wesentlich weniger gewaltsam als ein Bulle oder ein Schwein.

Es sieht so aus, als ob Gemüse, Fisch und sanftmütige Tiere von der Natur mit Absicht ein weniger entwickeltes Nervensystem bekommen haben, sodass sie nicht so viel Schmerz verspüren oder mit Protest reagieren, wenn sie Schmerzen haben. Das könnte einer der Gründe sein, warum diese niederen Lebensformen dazu geschaffen wurden, ihr Leben zu opfern, damit höhere Lebensformen erhalten werden können.

Lebe in Freude

Denke daran, es ist nicht nur das, was in dich hineinkommt, was dich zu dem macht, was du bist, sondern auch das, was aus dir herauskommt. Manche Menschen, die Fleisch essen, sind vielleicht heilig und besitzen Selbstkontrolle und manche anderen, die nur Gemüse und Obst essen, können Gauner und Schurken sein und ein unkontrolliertes Leben führen. Iss darum vor allem auf die richtige Art und Weise, denke das Richtige, meditiere und lebe am Tag und in der Nacht in der göttlichen Freude.

Werde nicht zum Fanatiker

Erinnere dich stets, dass du den gottgegebenen materiellen Gesetzen folgst, die deine Gesundheit und deinen physischen Körper beherrschen. Aber überbetone nicht die Bedeutung des Körpers oder werde nicht zu fanatisch im Hinblick auf deine Ernährung, denn deine Geisteskraft selbst ist viel wichtiger. Es gibt „Ernährungsspinner“, deren ganzes Leben sich um Kalorien und Vitamine dreht und die über nichts anderes reden können als über Salat und Nüsse, Salat und Nüsse, Salat und Nüsse – so lange, bis du dich wunderst, wie sie so blind gegenüber den anderen, wesentlichen interessanteren Aspekten des Lebens sein können.

Aber missversteht mich nicht. Ich unterschätze nicht den Wert einer richtigen Ernährung. Ich möchte hier nur darauf hinweisen, dass es besser ist, in dieser Hinsicht nicht zum Fanatiker zu werden.

Affirmiere göttliche Freiheit

Die Seele ist vom Essen unabhängig. Der Körper sollte auch diese Freiheit der Seele zum Ausdruck bringen. Nahrung scheint die Seele am meisten an den Körper zu binden.

Sprich darum folgende Affirmation:

> „Gute Nahrung, jede Art Nahrung oder gar keine Nahrung sind für mich dasselbe, denn mein Körper ist aus meiner Seele hervorgegangen, die selbst frei ist von Zwängen jeder Art. Deshalb stehe ich über der Nahrung, über dem Hunger und über dem Verfall. Ich bin unsterblich, ich bin zufrieden, alle meine Bedürfnisse und Wünsche werden erfüllt. Ich stehe über dem Hunger, über dem Verfall, über dem Tod."

KAPITEL 4

WIE MAN DIE RICHTIGE ERNÄHRUNG FÜR SICH FINDET

Die vegetarische Ernährung

Gegenüber meiner ersten Generation von Schülern sagte ich nicht viel über eine vegetarische Ernährung: Sie war damals zu ungewöhnlich für die Menschen in diesem Land.[1] Ernährung war zweitrangig gegenüber der Bedeutung, Yoga zu unterrichten.

Der nächsten Schülergeneration empfahl ich, dass sie weniger Fleisch essen sollten. Die meisten von ihnen wurden dadurch im Schnitt gesünder.

Der dritten Schülergeneration empfahl ich eine vollständig vegetarische Ernährung und fand heraus, dass von den drei Gruppen die letzte die gesündeste war.

---

1 Yogananda kam 1920 in die Vereinigten Staaten.

Ich mache mir jedoch nichts aus dem Wort „Vegetarier". Zu viele Menschen sind regelrecht fanatisch, was die Ernährung angeht. Ich habe ein Wort geprägt, was ich für besser halte: „Richtigesser".

Leben im Gleichgewicht

Folge den Gesetzen des Körpers, indem du deine Nahrungsmittel achtsam auswählst. Da du ja essen musst, iss wenigstens die richtige Art Nahrung. Wähle eine balancierte Ernährung, halte dich daran und dann vergiss den Körper – widme deine Zeit den wichtigeren Lebensproblemen und deinem Lernen.

Wie man eine gesündere Ernährung auswählt

Oft kommen Menschen zu mir, die sagen: „Oh, bei uns ist das mit dem Asthma (oder der Tuberkulose oder der Diabetes) ein genetisches Problem – viele in unsrer Familie leiden darunter." Mehr braucht man mir nicht sagen, ich weiß dann schon alles über ihr selbsthypnotisches Aufgeben dem Schicksal gegenüber. Aber dies, liebe Schüler, ist NICHT der Weg zur Wahrheit, es ist die Philosophie einer Qualle. Wirklich WAHR ist vielmehr, dass du, wenn du weiterlebst wie dein Vater, der an Krebs gestorben ist, wahrscheinlich auch im Hinblick auf deine Gesundheit in seine Fußstapfen trittst.

Ich will hier nicht sagen, dass es einfach ist, sich wirklich zu ändern. Wie alles, das man erreichen will, muss man auch hier hart daran arbeiten. Aber es gibt ein Sprichwort, das heißt: „Jeder alte Fisch kann mit dem Strom schwimmen, aber nur lebendige Fische schwimmen stromaufwärts.“ Jeder Mensch hat also die Aufgabe, sich von den Fußfesseln unerwünschter vererbter Tendenzen zu befreien, ob es dabei nun um Gewohnheiten des Denkens geht oder um Gewohnheiten, die zu schlechter Gesundheit führen.

Wenn meine Worte in eurem Geist auf fruchtbaren Boden fallen, dann mache dir eine Liste deiner gegenwärtigen Situation, erneuere dein Leben, verändere deine Lebensgewohnheiten, halte Schritt mit deinem spirituellen Verstehen, das sich kontinuierlich weiterentwickelt und entwickele deine geistigen Kräfte.

Wenn du Speck und Eier isst, Kaffee trinkst und Rinderhackfleisch, weißen Zucker, Hamburger, Saucen und Weißmehlprodukte, Alkohol und Tabak zu dir nimmst, dann bilden die Überreste einer leblosen, devitalisierten, übersäuerten, niedrigschwingenden Imitation von Nahrung all die Kohlen, mit denen du Aschen in deinem Blut erzeugst. Wenn du das tust, dann hältst du hartnäckig an den Werkzeugen der Unwissenheit von gestern fest – voll Angst, den Ochsenkarren gegen einen Hochleistungsmotor einzutauschen.

Bist du wirklich bereit, deine Ernährung umzustellen?

Bei einem Menschen, der wirklich gesund ist, sollte die Ernährung zu 60 Prozent aus Obst und Gemüse, zu 20 Prozent aus Proteinen und zu 20 Prozent aus Stärke und Zucker bestehen. Wir wollen nun uns einmal vorstellen, dass wir zwei Teller vor uns haben: den großen Teller mit der Hauptmahlzeit, dessen Aufgabe also bisher darin bestand, uns mit konzentrierter, säurebildender „guter, fester, nahrhafter Nahrung" vollzustopfen, und einen anderen Teller, nur halb so groß wie der erste, auf dem ein einsames Salatblatt und eine Scheibe Tomate liegt und der „Salatteller" genannt wird.

Nun lass uns einmal ein anderes Szenario entwerfen und eine Mahlzeit um einen Salat herum designen, bei der der große Teller mit lebendigen, hochschwingenden, farbenfrohen Quellen von Mineralien und Vitaminen angefüllt ist. Das könnte ein grüner Salat sein, Brunnenkresse, Spinatblätter, grüne und rote Paprika, Sellerie, Tomaten und Kohlblätter, dazu Petersilie. Auf dem kleinen Teller finden wir einige der konzentrierten Nahrungsmittel, die man aus folgender Liste auswählen kann: Fleisch (vor allem Lamm oder Hühnchen, aber kein Schweinefleisch oder Rind), Fisch. Milchprodukte, Eier, Nüsse, Hülsenfrüchte (getrocknete Linsen, Erbsen, Bohnen, Kichererbsen), Pilze oder Sojabohnen. Beispiele für Portionsgrößen für einen Erwachsenen: 10 bis 15 Nüsse, 120 Gramm Fleisch, etwa 150 Gramm Fisch oder 2 Eier.

Wie man Nahrungsmittel richtig kombiniert

Um die besten Ergebnisse deiner Nahrung zu erzielen, überlege sorgfältig, wie du die Bestandteile zusammenstellst, aus denen deine Mahlzeit bestehen sollte – und dann reduziere sie auf ein Minimum. Je weniger unterschiedliche Nahrungsmittel du bei einer Mahlzeit verzehrst, besonders, wenn du Verdauungsprobleme hast, desto besser ist es. Selbst bei Früchten ist es besser, wenn du nur eine Sorte nimmst – und später eine andere. Tatsächlich ist es sehr gesund, wenn du häufige Mahlzeiten aus nur einer Obstsorte oder einem Stück Obst zu dir nimmst. Versuche beispielsweise mittags so viele Äpfel zu essen, wie du möchtest – aber sonst nichts. Äpfel machen dich satt, sie befriedigen dich und haben einen hohen Nährwert, außerdem sind sie eine wichtige Natriumquelle, eine Chemikalie, die den Körper alkalisiert. Du kannst das auch mit Weintrauben versuchen oder mit Orangen oder mit jeder anderen Obstsorte, die du magst.

Obwohl der Körper viele verschiedene Lebensmittelarten für sein harmonisches Gleichgewicht benötigt, ist es unmöglich, sie ihm alle zur selben Zeit zuzuführen. Anfangs haben gesunde Zellen eine selektive Intelligenz und besitzen die Fähigkeit, zu wählen, was sie brauchen, und das zu vermeiden, was sie nicht nutzen können. In den meisten Fällen jedoch, in denen man Jahre damit verbracht hat, sich aus Unwissenheit nicht um ihre normalen Bedürfnisse zu kümmern, haben die Zellen ihre Kraft der Auswahl verloren – ebenso wie die Geschmacksknospen in unserem Mund.

Könntest du gleichzeitig Musik hören, lesen, wandern, schreiben, dich unterhalten und meditieren – alles zur selben Zeit und dabei jedem einzelnen gerecht werden? Nun, das ist genau das, was deine Verdauungsorgane dreimal am Tag für dich tun müssen, jahrein, jahraus – sie werden angefüllt mit einer unvereinbaren Ansammlung von Nahrungsmitteln, die alle gleichzeitig in sie hineingestopft werden – in diese wunderbare Maschine, die man bisher durch keine Art mechanischer Reproduktion ersetzen konnte.

Im Körper gibt es fünf unterschiedliche Verdauungssäfte, die so angelegt sind, dass sie die unterschiedlichen Nahrungsmittel verarbeiten können, die wir brauchen. Im Mund findet der Verdauungsprozess von Stärken und Zucker statt. Das ist der Grund dafür, warum es so wichtig ist, Kohlehydrate gut zu kauen und einzuspeicheln. Der Magensaft kümmert sich um die Proteine. Der Gallensaft in der Leber und Galle nimmt sich der Fette an. Die Säfte der Bauchspeicheldrüse helfen bei der Weiterverdauung der Kohlenstoffe wie auch der Proteine und Fette. Die Säfte im Darm arbeiten an allen Nahrungsmitteln und bereiten sie darauf vor, vollständig verdaut und assimiliert zu werden.

Die Verwirrung, zu der es innerlich kommt, wenn man dem Körper zu viele unterschiedliche Nahrungsmittel zuführt – so, als ob man einem bereits überforderten Arbeitnehmer im öffentlichen Dienst noch mehr aufladen würde –, lassen sich auch mit einem Topmanager eines Großunternehmens vergleichen, der es schaffen muss, einander widersprechende Anordnungen in den verschiedenen Abteilungen des Unternehmens zur Durchführung zu bringen.

Wenn die Augen und der Gaumen diktieren, wie wir den Tempel unseres Körpers nähren, und die Gesetze, die ihn lenken, gleichzeitig missachten, dann brauchen wir uns nicht zu wundern, dass unsere Bevölkerung mit ihren Verdauungsstörungen in zunehmender Zahl die Krankhäuser, Sanatorien und Altenheime füllt.

Erlaubt:

- Mach ab und zu eine Mono-Diät – das schenkt deinen Verdauungsorganen eine wohlverdiente Ruhepause.
- Kombiniere Proteine mit Obst, Gemüsen und Fetten.
- Kombiniere Gemüse mit jedem anderen Lebensmittel.

Besser nicht:

- Iss nicht mehr als ein stärkehaltiges Nahrungsmittel bei einer Mahlzeit.
- Iss nicht mehr als eine Proteinquelle bei einer Mahlzeit. Beispiel: Fisch und Käse, Eier und Milch.
- Iss keine stärkehaltigen Nahrungsmittel und Zitrusfrüchte zusammen. Beispiel: Limonade und Brot.
- Iss keine Proteine und stärkehaltigen Nahrungsmittel in derselben Mahlzeit. Beispiel: Fisch und Brot, Fleisch und Brot.

Gute Kombinationen:

- Buttermilch und Datteln
- Milch und Früchte
- Gemüse und Brot
- Fisch und Tomaten oder andere, nicht stärkehaltigen Gemüse

Basische Nahrungsmittel für deine Gesundheit

Das normale Mittel, mit dem der Körper seine Funktionen am besten erfüllen kann, sind basische Nahrungsmittel. Wenn er als Folge von unrichtiger Ernährung, Überarbeitung, Entspannungsmangel und Mangel an frischer Luft übersäuert, dann werden wir krank. Die alkalische Beschaffenheit, die der Körper dann braucht, um seine Übersäuerung zu neutralisieren, kann dadurch hergestellt werden, dass wir entsprechend essen und trinken. Eine basische Ernährung bringt uns die Gesundheit zurück und stärkt unser Immunsystem gegen Krankheiten.

Um den Körper in einen basischen Zustand zu versetzen, sollten wenigstens 80 Prozent unserer Ernährung aus Nahrungsmitteln gewählt werden, die eine basische Reaktion in ihm auslösen. Wähle also Tomaten, Salat, Sellerie, Brunnenkresse, Salatgurken, Rote Bete, Auberginen, Spinat, Spargel, Möhren, Lauch, Mangold, Kürbis, Pilze, Sojabohnen, Erdbeeren, Erbsen, Feigen, Melonen, Orangen, Pfirsiche, Zitronen, Himbeeren, Aprikosen, Wassermelonen, Äpfeln, Datteln, Weintraubensaft und Buttermilch.

Nahrungsempfehlungen

Früchte sollten mit Brot oder einer anderen Stärkequelle gegessen werden, aber ohne Zucker – du kannst ihnen ein wenig Honig beimengen, wenn du das möchtest. Iss nur Süßigkeiten, die direkt aus der Natur kommen – ungeschwefelte Feigen, Pflaumen, Rosinen.

Iss nicht so viel weißen Zucker. Wenn du übermäßig viele Süßigkeiten mit Zucker isst, dann kann dein Bauch sie schlecht verdauen und beginnt innerlich zu gären.

Erinnere dich, Nahrungsmittel, die mit Weißmehl zubereitet wurden, wie Weizenbrot oder mehlgebundene Saucen, sind ebenso wie polierter Reis oder frittierte Lebensmittel, im Übermaß genossen, Gift für deine Gesundheit. Weißmehl ist wie eine Art Klebstoff und behindert die Ausscheidung von Körperabfällen. Rohkost und Kleie ist sehr gut, um dich von Verstopfung zu befreien. Erinnere dich – Verstopfung ist die gefährlichste aller Krankheiten.

Versuche darum, in deine tägliche Ernährung so viel Rohkost wie möglich aufzunehmen. Es gibt viele energieherstellende Vitamine in allen ungekochten Gemüsen. Kochen zerstört die Energie. Die Natur ist der beste Koch. Sie bereitet alle Gemüse und Obstsorten mit ultravioletten Strahlen und destilliertem Wasser auf unsere Verdauung vor. Wenn du ungekochte Nahrung isst – Obst und Gemüse –, dann werden alle Energien und Chemikalien direkt in den Blutkreislauf geschleust, ohne verloren zu gehen.

Iss einige gebackene Gemüsesorten, weil du schließlich gewohnt bist, gekochte Nahrungsmittel zu essen, aber lerne nach und nach, mehr ungekochtes, von der Natur vorbereitetes Gemüse zu dir zu nehmen, um deinen Körper gesund zu erhalten. Wenn du Gemüse kochst, dann iss es mit dem Saft, in dem du es gekocht hast.

Trinke wenigstens ein Glas guter Milch pro Tag. Milch ist das einzige Nahrungsmittel außer Eiern, das allein ausreichend ist, um dich am Leben zu erhalten. Sowohl der extreme Liebhaber gekochter Nahrung wie auch der fanatische Rohköstler verbannen aus ihrer Ernährung oft diejenigen

Elemente, die man für einen guten Aufbau des Körpers braucht. Ganz gleich also, was deine Ansichten über gute Ernährung sein mögen – du wirst immer auf der richtigen Seite sein, wenn du Milch trinkst. Sie wird deinen Alterungsprozess aufhalten und eine plötzliche Verschlechterung deines Gesundheitszustands verhindern, die meist daraus resultiert, dass du dem Körper nicht all die Elemente zugeführt hast, die für seine Erhaltung der Gesundheit notwendig sind. Trinke aber Milch niemals zu deinen Mahlzeiten. Milch, die man zu einer schweren Mahlzeit trinkt, erschwert die Verdauung. Trinke also Milch allein oder in Kombination mit Obst.

Wenn du Getreide zubereitest, dann solltest du es besser dämpfen als kochen – nicht nur, weil es dann besser schmeckt und auch besser aussieht, sondern auch, weil es dann seinen ganzen Nährwert behält. Probiere einmal Produkte wie Vollkorngetreide aus, auch Haferflocken, Buchweizen oder Gerstengrütze, Vollkornreis und Polenta, die man am besten in einem Bioladen oder Reformhaus kaufen sollte.

Iss sehr wenig Fleisch – nur Hühnchen, Lamm und gelegentlich Fisch, wenn du daran gewöhnt bist, Fleisch zu essen und glaubst, dass dein System es braucht. Nüsse, Hüttenkäse, Eier, Milch, Sahne, Kokusnüsse und Bananen sind sehr gute Ersatzprodukte für Fleisch oder Fisch. Wenn du Huhn isst oder Lamm und Fisch, dann iss sie zusammen mit einem rohen Salat aus Gemüsen und Salatsorten.

Trinke kein Wasser zu den Mahlzeiten. Diese Angewohnheit zerstört deine Figur. Zu viel bei einer Mahlzeit zu essen, besonders, wenn du dich hinterher nicht bewegst, führt zu einer Körperentwicklung, die deine Proportionen zerstört.

Es ist so leicht, sich zu überessen, wenn etwas allzu gut schmeckt, aber es wird schwer sein, das Fett wieder loszuwerden, was du durch Überessen und Bewegungsmangel angesammelt hast. Auch dein Herz wird es dir danken, denn du kannst es in besserer Verfassung halten, wenn dein Körper dünn ist. Je weniger Gewicht, desto weniger Belastung für dein Herz. Trinke nicht zu viel Wasser oder andere Flüssigkeiten.

Iss weniger und kaue gut. Mixe keine kohlehydrathaltigen Nahrungsmittel mit Flüssigkeiten (beispielsweise Brot nie mit Milch zusammen essen), da Flüssigkeiten den Speichel verflüssigen, der notwendig ist, um gerade Kohlenhydrate gut zu verdauen.

Nüsse

Der beste Fleischersatz sind geriebene Nüsse. Nüsse bestehen aus hochkonzentriertem Protein und sollten mit Verstand gegessen werden, was ihre Menge und ihre Vermischung mit anderen Nahrungsmitteln angeht. Sie sollten in den früheren Stunden des Tages gegessen werden, da sie viele Stunden brauchen, um verdaut zu werden.

Nüsse sollten in Kombination mit solchen Obst- und Gemüsesorten gegessen werden, die reich an Natrium sind, besonders grünen Blattgemüsen. Die schlechte Angewohnheit des

Menschen, zu schnell zu essen, macht es ihm schwer, Nüsse gut durchzukauen, bevor er sie hinunterschluckt. Deshalb ist es besser, die Nüsse zu mahlen und sie in Form ungetoasteter Nussbutter zu essen.

Nüsse sollten niemals als Dessert nach einer schweren Mahlzeit verzehrt werden, weil sie die volle Handlungsfähigkeit der Verdauungssäfte benötigen. Wenn man sie nach einer schweren Mahlzeit isst, dann können sie wirklich schädlich sein, aber wenn man sie mit Obst oder Gemüsesalaten kombiniert, dann sind Nüsse an sich schon eine vollständige Mahlzeit.

Obst und Gemüse

Gemüse und Obst, die eine natürliche abführende Wirkung haben, sind gut für die Gesundheit und für die Behebung aller Erkrankungen. Alle Obstsorten sind verdauungsfördernd, besonders aber die folgenden: Am stärksten förderlich für die Verdauung sind Pflaumen, danach Wassermelonen, andere Melonen, Passionsfrüchte, Tomaten, Feigen, Rosinen und Weintrauben.

Der Saft einer einzigen Zitrone oder Limone, in warmem Wasser aufgelöst und ohne zusätzlichen Zucker getrunken, ist bekanntermaßen sehr gut für die Leber, die Milz, den Darm und die Nieren. Zitronensaft, wenn man ihn täglich trinkt, kann die Körperorgane desinfizieren. Die Säure in der Zitrone zerstört die feindlichen Bakterien, die den Körper durch falsche Nahrungsmittel besiedeln könnten.

Die tägliche Ernährung

Deine tägliche Ernährung sollte aus der folgenden Liste ausgewählt werden. Sie enthält alle Elemente, die dein Körper zur Gesunderhaltung braucht:

- ½ Apfel
- ¼ Pampelmuse
- 1 Zitrone
- 1 Limone
- 1 Orange
- ein Glas Orangensaft mit einem Esslöffel fein gemahlener Nüsse
- 1 kleines Stück frischer Ananas
- 6 Feigen, Datteln oder Pflaumen
- eine Handvoll Rosinen
- 1 Esslöffel Honig
- 1 gebackenes oder knackig gedämpftes Gemüse, zusammen mit seinem Saft
- 1 rohe Möhre, einschließlich etwas Möhrengrün
- 6 Blätter roher Spinat
- ¼ Salatherz
- 1 TL Olivenöl
- 1 Glas Milch
- 1/8 Glas Sahne
- 1 EL Hüttenkäse
- 1 EL Buttermilch

Iss jeden Tag wenigstens einige der oben genannten Nahrungsmittel, wobei du sie über drei Mahlzeiten verteilen solltest. Lasse dabei diejenigen Nahrungsmittel aus, von denen du weißt, dass sie dir nicht bekommen. Iss sehr leicht, wenn du das Bedürfnis nach Nahrung hast, und gewöhne dich nach und nach an eine Vollwert-Ernährung. Du kannst die Mengen der oben genannten Lebensmittel mindern oder erweitern, je nach deinen individuellen Bedürfnissen. Ein Mensch, der körperlich hart arbeitet, braucht selbstverständlich mehr Nahrung als jemand mit einer sitzenden Lebensweise.

Wenn du Hunger hast, nimm einen großen Esslöffel voll gut gemahlener Nüsse und gib sie in ein halbes Glas Wasser oder ein Glas Orangensaft. Wenn du Durst verspürst, dann trinke ein Glas Orangensaft oder Wasser (das vorzugsweise abgekocht oder destilliert sein sollte). Das destillierte Wasser der Natur – also ungefilterter Fruchtsaft – ist jedoch am besten.

Eiswasser sollte nur sehr selten getrunken werden und möglichst nicht während oder nach einer Mahlzeit, da es die Temperatur des Magens senkt und so die Verdauung verzögert. Trinke niemals Eiswasser, wenn du überhitzt bist.

Ein weitverbreiteter Fehler von Vegetariern ist, zu wenig zu essen oder sich ein „totgekochtes" Essen voll überkochter Gemüse zuzuführen, dem alle Vitamine fehlen. Fleisch zu essen ist nicht schlimmer als eine gekochte Pampe aus Gemüseleichen. Wenn du überkochtes Gemüse isst, dann verlierst du als Vegetarier Kraft und spürst in dir das Verlangen, zu einer fleischhaltigen Ernährung zurückzukehren.

Wenn du diesen Empfehlungen folgst, wirst du keine ausführlichen Ernährungsratgeber mehr lesen müssen und einem plötzlichen Ausbruch von Krankheiten in deinem Körper vorbeugen, der dann entsteht, wenn du eine oder mehr der 16 Elemente und Vitamine auslässt, die der Körper zu seiner Gesunderhaltung benötigt.

Gebet vor einer Mahlzeit

Himmlischer Vater, segne diese Nahrung. Mach sie heilig. Lass keine Unreinheit oder Gier sie entehren. Die Nahrung kommt von Dir. Sie soll Deinen Tempel bauen. Gib darum Deinen Geist hinein. Lass Geist zum Geist kommen. Wir sind die Blütenblätter Deiner Schöpfung, aber Du bist die Blume, Du bist ihr Leben, ihre Schönheit und ihre Anmut und ihre Herrlichkeit. Durchdringe unsere Seelen mit dem Duft Deiner Gegenwart.

KAPITEL 5

ERNÄHRUNG FÜR HEILUNG UND SCHÖNHEIT

Heilmethoden

Der erste Mensch, der eine Krankheit oder ein Unwohlsein in sich gespürt hat, hat wahrscheinlich aufgehört zu essen, wie dies auch die Tiere tun. Deshalb ist die erste Heilmethode das Fasten, mit dem man dem menschlichen Körper eine Ruhepause schenkt. Der ursprüngliche, erste Mensch hat wahrscheinlich instinktiv gespürt, dass er schwerverdauliche Nahrungsmittel aus seiner Ernährung streichen und stattdessen leichtverdauliche Wurzeln oder Kräuter zu sich nehmen sollte. Das führte zu der Entdeckung unterschiedlicher Kräuter mit medizinischer Wirkung.

Chinesen und Hindus haben sich dann auf diese Heilmethode spezialisiert. Später kam es aufgrund der Migration, des Klimawandels und der Schwierigkeit, geeignete Kräuter auf

Bestellung zu finden, dazu, dass konzentrierte Extrakte und Medikamente aus Kräutern hergestellt wurden. Auf diese Weise entstand eine dritte Heilmethode – die Kräutermedizin.

Selbstvergiftung heilen

Eine der Hauptgründe für Arthritis, Rheuma und viele andere Krankheiten ist die Selbstvergiftung, die auf unzureichender Ausscheidung beruht. Nicht ausgeschiedene, verweste Nahrung bleibt wie eine Paste an den Darmwänden kleben und geht von da aus ins Blut. Das ist der natürliche Beginn einer Krankheit.

Fortschrittliche Ärzte unterstützen darum die Empfehlung, einen Tag in der Woche nur Fruchtsaft oder Wasser zu trinken. Eine andere Empfehlung von Ärzten besagt, den Darm vollständig einmal oder zweimal im Monat zu entleeren und die Verdauungsorgane durchzuspülen, indem man nur Gemüsesaft und viel Wasser trinkt. Diese Art inneren Hausputzes ist sehr hilfreich.

Trinke kein Eiswasser!

Ärzte sagen, dass eiskaltes Wasser die Temperatur des Magens um 25 Grad senkt, worauf der Magen sich wieder aufwärmen muss, um seine normalen Funktionen wieder zu erfüllen. Das wirkt wie ein Schock und ist katastrophal für einen Menschen mit einer schwachen Verdauung.

Vermeide Erkältungen

Ein Mensch, der isst, ohne wirklich hungrig zu sein, sondern nur Pseudo-Hunger hat, weil er Essen sieht, befindet sich auf äußerst dünnem Eis, was seine Verdauung angeht. Wenn er anfängt, seine schwache Verdauungskraft noch weiter zu schwächen, indem er nicht gut durchgekautes Essen in großen Mengen hinunterschluckt und eiskaltes Wasser dazu trinkt, dann merkt er kaum, was er sich damit antut.

Wenn man eigentlich keinen Hunger hat und dann innerlich auskühlt, dann haben diese scheinbar unschuldig aussehenden Schwierigkeiten eine Menge damit zu tun, ob ein Mensch glücklich ist oder nicht. Der Mensch, der von einer Erkältung heimgesucht wird, beginnt Keime zu produzieren und verbreitet jedesmal, wenn er niest, Wolken von Bakterien um sich. Das Niesen wiederum bombardiert die feinen Zellen der Schleimhäute, und die ganze Familie der Gehirnzellen wird beeinträchtigt. Aufgrund der Nachbarschaft der Gehirnzellen zu den geistigen Prozessen fühlt sich ein erkälteter Mensch auch oft geistig miserabel.

Wenn man nicht darauf achtet, dass man sich im Kopf erkältet hat, lässt man zu, dass sich die Erkältung vom Kopf in den Hals ausbreitet. Wenn der Mensch diese Erkältung dann auch noch missachtet, dann setzt sich die bösartige Erkältung in den Bronchialröhren fest und versucht, eine dauerhafte Wohnung in den Lungen zu beziehen.

Erkältungen sind bekannt dafür, dass sie das Gefühl von Glücklichsein durch Nörgeligsein ersetzen. Erkältungen scheinen anfangs nicht so gefährlich zu sein, aber wenn du sie sehr oft hast, dann können sie das Glücklichsein aus dir herausbefördern und dich zu einem Nörgler werden lassen.

Wie man Erkältungen heilt

Wenn du dich erkältet hast, dann faste zwei Tage lang. Während einer Erkältung werden die Giftstoffe in deinem Körper nach außen gebracht und ausgeschieden. Wenn du dabei isst, dann überlastest du das giftausscheidende System deines Körpers mit zusätzlichen Chemikalien, die in deiner Nahrung sind.

Wenn dir ein vollständiges Fasten zu viel ist, dann iss nur Äpfel, Birnen oder Weintrauben, aber bitte keine sauren Früchte. Und iss vor allem abends nichts mehr. Trinke weder zu heißes noch zu kaltes Wasser. Trinke nur zwei Gläser warmes Wasser am Tag. Ich glaube, dass es nicht gut ist, zu viel Wasser bei einer Erkältung zu trinken, weil das zusätzliche Wasser dann kontinuierlich wieder von der Schleimhaut ausgeschieden werden muss, was dazu führt, dass deine Nase läuft und deine Nasenschleimhäute gereizt werden und sich dort Eiter ansammelt.

Bei einer Erkältung zu fasten ist sehr gut, denn es unterstützt die Natur, ohne Unterbrechung ihren eigenen Heilungsweg zu gehen. Zu Beginn einer Erkältung ist es sogar sehr gut, etwas Abführendes zu nehmen, was deiner Konstitution entspricht.

Ein Sonnenbad, bei dem die Sonnenstrahlen direkt auf die Hautoberfläche fallen können, heilt bekanntermaßen eine Erkältung in nur einem Tag. Schütze eine empfindliche Haut mit Olivenöl oder etwas Ähnlichem, bevor du in die Sonne gehst. Verlängere die Zeit deines Sonnenbades täglich um fünf bis zehn Minuten. Die beste Zeit für Sonnenbäder ist zwischen 11 und 15 Uhr.

Katarrhe beseitigen

Katarrhe werden meist dadurch verursacht, dass man entweder Erkältungen übersieht oder abends zu viel isst. Wenn du die oben genannten Regeln befolgst, dann wirst du die Wurzeln dieser Erkrankung beseitigen.

Wenn du unter Katarrhen leidest, dann nimm abends nur eine sehr leichte Mahlzeit zu dir: Eine Mahlzeit aus Früchten mit geriebenen Nüssen oder einige gekochte Gemüse, wie beispielsweise Spinat oder Erbsen, aber nur in einer solchen Menge, dass deine Gewohnheiten befriedigt werden. Iss so wenig Fleisch wie möglich und iss abends niemals Fisch, Fleisch oder Eier. Trinke nachmittags Milch. Iss das schwerste Essen am Mittag. Iss sehr wenig Brot, vielleicht ein kleines Stück getoastetes Vollkornweizenbrot zu deiner Mittagsmahlzeit.

Trink kein Wasser, bevor du zu Bett gehst, und iss dann auch nichts. Decke dich beim Schlafen gut zu, lass dein Fenster im Sommer wie im Winter weit offen. Gehe morgens ausführlich spazieren und dann noch einmal, bevor du zu Bett gehst. Atme beim Gehen tief ein und aus.

Bewege dich, bis du schwitzt

Beklage dich nicht über Magenprobleme, Erkältungen oder Kopfschmerzen. Sie sind meist die Folge einer falschen Ernährung oder eines Mangels an Bewegung. Übe eine Form von Sport oder Bewegung täglich aus, bis du am ganzen Körper schwitzt. Deine Erkältungen und andere ähnliche Erkrankungen werden schnell verschwinden.

Eine innere Morgendusche

Eine gute innere Morgendusche: Nimm ein Glas destilliertes Wasser und gib den Saft einer frisch gepressten Limette hinein. Trinke diese Mischung, wenn du aufstehst, und dann mache eine Drehbewegung mit deinem Magen, wobei du dir vorstellst, dass eine Art Waschmaschinenreinigung im Bereich deines Nabelpunktes stattfindet.

Alkohol vermindert dein Seelenbewusstsein

Alkohol betäubt deine Sinne, tötet deine Vernunft ab und entzündet die niederen Leidenschaften und animalischen Instinkte. Er ist der Feind deiner Vernunft, der große Betäuber deines Urteilsvermögens und der Zerstörer der Menschheit.

Alkohol verätzt den Magen und zerstört deine Intuition. Er betäubt deine spirituellen Gehirnzellen und zerstört schließlich dauerhaft ihre Fähigkeit, eins mit dem Gottesbewusstsein zu werden. Kein Instrument, und sei es noch so fein, kann je erfunden werden, um Gott wahrzunehmen – nur die spirituellen Gehirnzellen des Menschen können es. Es liegt also in deinem ureigensten Interesse, keinen Alkohol zu dir zu nehmen. Tu das, was dir anhaltendes Glück bringen wird.

Fasten und spezielle Diäten

Saftfasten kann eine Menge Krankheiten heilen – entweder reines Saftfasten oder teilweises Saftfasten. Es sollte aber unter Aufsicht eines Spezialisten durchgeführt werden.

Wenn du teilweise fasten willst, dann kannst das auf die folgende Weise tun:

- indem du die Aufnahme bestimmter Nahrungsmittel einschränkst
- indem du bestimmte Nahrungsmittel gar nicht zu dir nimmst
- indem du die Menge deiner Nahrungsmittel insgesamt einschränkst
- indem du die Anzahl der Mahlzeiten auf eine oder zwei täglich reduzierst.

Einige dieser Formen des Fastens können miteinander kombiniert werden. Du kannst beispielsweise, um eine Krankheit zu heilen oder abzunehmen, auf bestimmte Nahrungsmittel vollkommen verzichten und gleichzeitig die Nahrungsaufnahme anderer Lebensmittel vermindern.

Spezielle Fastenmethoden

Flüssigkeitsfasten – Ersetze einen oder zwei Tage pro Woche – immer dann, wenn du wirklich Hunger verspürst – deine sonstigen Lebensmittel durch Milch, Orangensaft oder einen anderen Fruchtsaft. Einmal pro Woche mit Orangensaft zu fasten und an diesem Tag auch ein geeignetes Abführmittel zu nehmen, kann deinen Zellen helfen, gesund und frei von Krankheiten zu bleiben. Einmal pro Monat drei Tage mit Orangensaft zu fasten und abends in dieser Zeit ein Abführmittel zu nehmen, wird Giftstoffe aus deinem Körper entfernen und dir helfen, deinen Körper stark, gesund jugendlich zu erhalten. Orangensaft ist sehr gut zum Fasten, weil es ein Gegenmittel gegen die Säuren in deinem Körper ist, die daher rühren, dass du Fleisch oder schwere Mahlzeiten zu dir genommen hast.

Fasten mit festen Nahrungsmitteln: Bei dieser Fastenform beschränkst du dich darauf, ungekochtes Obst und rohe oder halbgekochte Gemüse zu essen, wobei du den Saft, der beim Dämpfen oder Kochen entsteht, ebenfalls essen solltest. Kein Zucker, kein Brot oder andere stärkehaltigen Nahrungsmittel, kein Fleisch, Eier oder Fisch, nichts als rohe oder leicht gekochte Früchte oder Gemüse, und nur eine einzige Mahlzeit pro Tag – zu Mittag. Trinke dazu viel Wasser.

Die Neun-Tage-Fastenkur[2]

Die Neun-Tage-Reinigungs-Fastenkur, die man auch Vitalisierungskur nennen könnte, ist nachgewiesenermaßen die wirksamste Methode, dein System von Giftstoffen zu reinigen. Sie besteht aus den folgenden Nahrungsmitteln, die du täglich zu dir nehmen solltest:

- 1 ½ Pampelmusen
- 5 Orangen
- 1 ½ Zitronen
- 1 roher Gemüsesalat
- 1 Sorte gekochtes Gemüse mit seinem Saft (beliebige Menge)
- 3 Tassen Vitalitäts-Getränk (eine zu jeder Mahlzeit)
- 1 Glas Orangensaft mit einem Teelöffel Sennablätter oder Original Swiss Kriss – ein Kräuterabführmittel. Dies solltest du täglich während der Fastenkur nehmen, bevor du abends ins Bett gehst. Um gute Ergebnisse zu erzielen, nimm anfangs ½ Teelöffel und dann nach und nach etwas mehr, bis du bei einem Teelöffel angekommen bist.)

---

2 Bitte sprich unbedingt mit deinem Arzt, bevor du mit dieser Diät beginnst. Sie ist nicht geeignet für Menschen, die Blutverdünner nehmen, und ebenso wenig für Menschen mit Diabetes oder in einer Schwangerschaft.

Rezept für das Vitalitäts-Getränk

- 2 Stangen Bleichsellerie
- 2 Tassen gehackter Spinat oder anderes grünes Blattgemüse
- 3 gehackte Möhren sowie etwas Möhrengrün
- 1 Bund gehackte Petersilie
- 1 Liter Wasser
- kein Salz, keine Gewürze

Du kannst das Getränk auf zwei Arten zubereiten, von denen die erste die bessere ist:

1. Nachdem du Sellerie und Karotten durch einen Gemüsemixer gegeben hast, lass sie 10 Min. ganz sanft in Wasser sieden. Dann füge die grünen Blattgemüse und die Petersilie hinzu und lasse sie erneut zehn Minuten weiterkochen. Gieße die Gemüse dann ab, indem du sie durch ein sauberes Geschirrtuch filterst.

2. Die zweite Methode besteht darin, dass du dieselben Zutaten verwendest, sie aber nicht kochst. Lass sie lediglich durch einen Slow-Food-Entsafter laufen.

Trinke eine Tasse dieser Mischung zu jeder der drei Mahlzeiten. Dieses Vitalitätsgetränk ist erwiesenermaßen ein Tonikum für dein Blut und ist ein wunderbares Hilfsmittel gegen Rheuma, verschiedene Magenbeschwerden (einschließlich akuter Verdauungsstörung), chronische Katarrhe, Bronchitis und nervliche Belastung.

Während du eine Reinigungs-Fastenkur durchführst, nimm keinerlei Gewürze, Süßigkeiten, Kuchen, Fleisch, Eier, Fisch, Käse, Milch, Butter, Brot, Gebratenes, Öl, Bohnen zu dir – also keine (!) Lebensmittel, die nicht auf der Liste stehen.

Wenn du das Gefühl hast, du musst unbedingt noch etwas Nahrung zu dir nehmen, dann iss einen Esslöffel voll feingemahlener Nüsse in einem halben Glas Wasser oder Orangensaft.

Nach der Neun-Tage-Fastenkur solltest du besonders vorsichtig bei der Wahl der Sorten und Mengen der Nahrungsmittel sein, die du zu dir nimmst. Tu dies wenigstens vier Tage lang. Baue dann ganz langsam deine normale Ernährung wieder auf. Fange damit an, dass du eine Portion Hüttenkäse zu deiner Mahlzeit isst. Mandeln, Eigelb und gebackene Kartoffeln sind die ersten Lebensmittel, mit denen du deine Mahlzeiten anreichern kannst. Iss nicht zu viel. Lass Menge und Vielfalt deiner Nahrungsmittel erst nach und nach zunehmen, bis du wieder ganz normal isst.

Wenn du es trotzdem nicht geschafft hast, deinen Körper im ersten Anlauf von allen Giftstoffen zu befreien, dann wiederhole die Reinigungs-Fastenkur nach zwei oder drei Wochen.

Du kannst auch jeden Abend, bevor du ins Bett gehst, mit zwei Pfund Bittersalz in einer Badewanne baden, die zu einem Viertel mit Wasser gefüllt ist. Dann und wann Bäder in Bittersalz zu nehmen, ist sehr hilfreich in den Wochen nach deiner Reinigungskur.

Für eine gesunde Haut

Eine wirklich schöne Haut ist ein Zeichen innerer Sauberkeit. Die Haut ist an dem inneren System der Durchspülung beteiligt, das unter dem Namen Harntrakt bekannt ist. Wenn wir aus Unwissenheit oder Nachlässigkeit die Gesetze des Körpergleichgewichts überschreiten und so Giftstoffe im Übermaß aufbauen, dann muss uns die Haut helfen, sie wieder auszuscheiden.

Etwa ein Viertel des Wassers, das wir aufnehmen, wird durch die Poren unserer Haut wieder ausgeschieden, zusammen mit einer großen Menge Abfallstoffen. Damit unsere Haut also gut ihre Aufgabe erfüllen kann, trage nur lockere, leichte Kleidung. Nimm jeden Abend ein warmes Bad, um die gesammelten Abfallprodukte des Tages wieder abzuwaschen und um der Haut zu ermöglichen, während der Nacht gut zu atmen. Dusche morgens kühl oder kalt, um die Haut zu tonisieren und ihr zu helfen, als Wärmeregulator zu funktionieren.

Nimm einen Topf und gib einen Liter Wasser hinein. Gib in das Wasser einen Bund gut gewaschener Petersilie. Lass sie simmern, bis die Blätter und Stiele ganz durchweicht sind. Lass diese Mischung dann über Nacht stehen und abkühlen. Decke den Topf gut ab. Gieße die Mischung ab und behalte die Flüssigkeit. Trinke pro Tag mehrere große Gläser dieser Mischung. Tu dies einige Tage lang. Petersilie arbeitet mit den Nieren zusammen und spült die Ausscheidungsorgane durch.

Für ein gutes Aussehen der Haut

Eine schöne Haut hängt in erster Linie von deiner Gesundheit ab und muss deshalb durch Reinigung von innen gefördert und erhalten werden. Pickel bedeuten, dass deine Poren verstopft sind, und unsichtbares Wachstum von Pickeln ist ein Hinweis darauf, dass du in deiner Ernährung zu viele Kohlehydrate (Stärke und Süßigkeiten) zu dir nimmst. Falten sind der Hungerschrei deines Körpers nach vitalisierenden Nahrungsmitteln, Jod oder Ölen.

Eine trockene Haut zeigt früher Falten als eine gut durchfeuchtete Haut. Also sind auch äußere Hilfsmittel vonnöten. Öl, und zwar besonders Olivenöl, ist viele Jahrhunderte lang als Hilfsmittel für die Haut verwendet worden. Unter den vielen kosmetischen Geheimnissen, mit denen die ägyptische Königin Kleopatra ihre Schönheit und Jugendlichkeit erhielt, war, wie die Geschichte uns erzählt, eine großzügige Verwendung von Olivenöl. Hol dir also eine gute Marke eines kaltgepressten Olivenöls. Nutze es mit dem Saft einer halben Zitrone, gut ausgepresst. Der Zitronensaft verhindert, dass dein Haar zu sehr wächst, und unterstützt das Öl dabei, in deine Haut einzudringen. Mandelöl ist ein weiteres Öl, das deine Gesichtshaut aufbaut, und außerdem eine gute Make-up-Unterlage.

Ebenso, wie ich euch immer wieder versichere, dass es nie zu spät ist, um mit seiner spirituellen Entwicklung zu beginnen, kann ich euch versichern, dass es nie zu spät ist, mit der Verjüngung seiner Haut anzufangen. Erinnert euch, dass die unzähligen Hautzellen, ebenso wie der Körper als Ganzes, einem kontinuierlichen Prozess von Geburt, Reifung und Verfall unterliegen. Wie Schlangen können wir unsere alte Haut vollständig abwerfen, obwohl es bei uns natürlich länger dauert, und wir können innerhalb eines Jahres eine ganz erneuerte Hautstruktur erschaffen.

Die folgenden Nahrungsmittel können als besonders förderlich für die Haut angesehen werden, deshalb könnt ihr sie in Salaten und in Gemüsecocktails großzügig einsetzen: Karotten, Brunnenkresse, Petersilie, Sellerie, Gurken und Spinat.

Für die Schönheit deiner Haut:

Ja:

- Schenke deiner Haut täglich ein Luftbad, ebenso wie ein Sonnenbad.
- Setze Zitronensaft oder frischen Gurkensaft als Bleichmittel ein, füge dieser Mischung einen oder zwei Tropfen Olivenöl hinzu.
- Reibe dich täglich kräftig mit einem rauen Handtuch ab.
- Treibe irgendeinen Sport, bis du schwitzt.
- Heile und nähre deine Haut mit einer Hafermehl-Packung. Sie schenkt deiner Haut Lebendigkeit und lässt sie leuchten. Nimm dazu mit einem Stahlmahlwerk gemahlenen Hafer, entweder als rohes Getreidemehl, das du mit Wasser mischen kannst, oder als gekochtes Hafermehl, das vielleicht von einer Mahlzeit übrig geblieben ist.

Nein:

- Wenn deine Haut zu fett ist, dann ist es oft hilfreich, wenn du, wenigstens für einige Zeit, auf Milchprodukte verzichtest.
- Wenn du in der Badewanne badest, dann tu das nicht zu lange und zu oft – es sei denn aus therapeutischen Zwecken. Während Bäder entspannen, tendieren sie auch dazu, deine Haut auszulaugen und so den Körper zu entmagnetisieren. Die beste Zeit für ein Bad ist abends, es sei denn, es liegt ein Notfall vor.
- Trage niemals enge Kunststoffunterwäsche, weil dies deine Durchblutung hemmt.
- Nimm niemals die aus Schweineschmalz hergestellten Coldcreams, die man manchmal in den Läden findet. Du solltest darauf achten, dass auch deine Kosmetika auf der Basis von Pflanzen hergestellt worden sind. Du kannst natürlich auch deine eigene Kosmetik herstellen, indem du Olivenöl, Mandelöl und Zitrone mischst – oder auch ein anderes reines Pflanzenöl verwendest.

Lächele für deine Gesundheit

Es gibt kein besseres Heilmittel als ein Lächeln. Es gibt auch keinen schöneren Schmuck als ein Lächeln. Es gibt keine Schönheit, die größer ist als das Lächeln voll Frieden und Weisheit, das auf deinem Gesicht leuchtet.

KAPITEL 6

DIE KUNST DER VOLLKOMMENEN ENTSPANNUNG

Vollkommene Entspannung

Die Menschen sprechen oft von Entspannung, aber nur wenige wissen, wie man sie erreicht. Einige Menschen wissen, wie man sich körperlich entspannt, aber nicht, wie man sich auch geistig entspannt. Vollkommene Entspannung ist ganzheitlich, der willentliche Rückzug des Bewusstseins und der Energie aus dem gesamten Körper.

Vollkommene geistige Entspannung besteht darin, das Bewusstsein ganz von der Täuschung der Dualität zu befreien und den Geist zur Ruhe zu bringen, indem man sich mit dem eigenen wahren Wesen und mit der Einheit im Geiste identifiziert. Stattdessen hast du dich damit hypnotisiert, dass du denkst, du seist eben ein Mensch, während du in Wirklichkeit göttlich bist.

Verjüngung durch Entspannung

Der Geist muss Ruhe bewahren. Was die Sorgen und Herausforderungen des Alltags betrifft, muss der Geist wie Wasser sein, das keinen Eindruck der Wellen bei sich behält, die in seiner Brust spielen. Und das, was man unbewusst tut, kann man dann auch bewusstmachen. Durch Meditation (Anleitungen weiter unten) kann man vollständige Ruhe im Herzen, in den Lungen und in anderen inneren Organen finden. Wenn die Muskeln und inneren Organe durch Entspannung davon befreit sind, sich bewegen zu müssen, dann wird der Verfall der Körpergewebe vorübergehend gebremst. Das trägt dazu bei, dass der Blutstrom rein bleibt, denn wenn der Körper zusammenbricht, dann werden die Abfallprodukte in den venösen Blutstrom gespült, wo sie ihn vergiften.

Wenn die Gewebe aufhören zu verfallen, dann hört das venöse Blut auf, sich im Körper aufzustauen. Das schenkt dem Herzen eine überaus notwendige Ruhe, denn es besteht keine Notwendigkeit mehr, große Mengen venösen Blutes in die Lungen zu pumpen, wo sie gereinigt werden können, denn die neutralisierten, elektrifizierten Gewebe brauchen kein Blut und keinen Sauerstoff mehr. Auf diese Weisen werden Herztätigkeit und Atem überflüssig. Das führt zum Loslassen einer enormen Menge an Lebensstrom, der ansonsten im Herzen notwendig wäre, um die täglichen Aufgaben zu erfüllen, tonnenweise Blut durch das System zu pumpen. Auf diese Weise kommen Milliarden von Zellen zur Ruhe und werden abhängig von dem erhaltenden, göttlichen Lebensstrom, der sie in die Lage versetzt, in einem bewussten, nie verfallenden Zustand zu leben. Wenn die Körperzellen die Kunst beherrschen, ohne Blut und Sauerstoff auszukommen, dann wissen sie wahrhaftig, wie man vom Lebensstrom allein lebt, der durch die medulla in den Körper fließt.

Wenn die Energie von den Sinnesnerven abgezogen wird, dann werden die fünf Sinnes-Telefone von ihrer Stromquelle getrennt. Dann kann im Gehirn und in den Bereichen der Intelligenzaktivierung kein Sinnesreiz mehr ankommen. So gewinnt der Geist seine Freiheit von allen Gedanken wieder, denn diese haben ihren Ursprung in den Sinnesreizen, und ebenso in den damit verbundenen Gedanken des unterbewussten Gedächtnisses. Das führt dazu, dass der wissenschaftliche Geist unbeeinflusst in Richtung auf das Gottesbewusstsein weiterströmen kann.

Betritt also jeden Morgen den Raum absoluter Stille und verbanne deine Gedanken zu dieser Zeit für einige Minuten vollständig aus deinem Geist. Sitze ruhig und meditiere in der Freude der Stille. Stelle dir diese Freude als eine Form der Kommunion mit Gott vor. Je mehr du meditierst, desto mehr wirst du erkennen, dass nichts anderes dir diese Freude vermitteln kann als die zunehmende Freude der Stille und dass sie sich immer mehr verfeinert. Dieser Kontakt mit der Freude, die du in der Meditation erlebst, ist ein echter Kontakt mit Gott. Bete zutiefst, voll Andacht und Hingabe, anfangs um die Liebe Gottes, dann um Weisheit, Glück, Gesundheit, Wohlstand und dann erst um Erfüllung irgendeines berechtigten Wunsches.

Körperliche Entspannung

Wenn du eine vollständige Entspannung im Körper erreichen willst, dann solltest du ihn anfangs erst ein wenig anspannen. Dann entspanne ihn und ziehe alle Energie aus dem Körper zurück und bleibe so entspannt, ohne die kleinste körperliche Bewegung. Das vollständige Fehlen jeder Bewegung und jeder Spannung aus den Muskeln und Gliedmaßen ist das, was du „Entspannung" nennst. Stelle dir vor, dass dein Körper wie Gelee ist, so ganz ohne Muskeln oder Knochen. Wenn du das schaffst, dann hast du eine perfekte körperliche Entspannung erreicht.

Geistige Entspannung

Geistige Entspannung bedeutet eine vollständige mentale Ruhe. Du kannst sie erreichen, indem du versuchst, willentlich einzuschlafen. Entspanne deinen Körper und denke an die Benommenheit, die du unmittelbar vor dem Einschlafen spürst. Dann versuche, diesen Zustand wiederherzustellen. Setze dazu deine Vorstellungskraft ein, nicht deinen Willen. Die meisten Menschen entspannen sich nicht einmal, wenn sie schlafen. Ihr Geist bleibt unruhig und so träumen sie. Deshalb ist eine bewusste geistige Entspannung besser als die Entspannung, die lediglich ein Nebenprodukt deiner passiven körperlichen Entspannung oder des Schlafes ist. Auf diese Weise kannst du dich entscheiden, ob du träumen willst oder ob du das Träumen aus deiner geistigen Filmlandschaft heraushalten willst.

Ganz gleich, wie beschäftigt du bist, vergiss nicht, dann und wann deinen Geist vollständig von all den Sorgen und Pflichten zu befreien, die dich belasten. Schicke sie einfach aus deinem Geist fort. Erinnere dich daran, dass du nicht für sie gemacht worden bist, sondern sie durch dich selbst entstanden sind. Erlaube ihnen nicht, dich zu foltern.

Wenn du von überwältigenden geistigen Herausforderungen oder Sorgen bedrängt wirst – versuche einzuschlafen. Wenn du das tun kannst, dann wirst du beim Erwachen merken, dass die geistige Anspannung nachgelassen hat und deine Sorgen ihren Klammergriff gelockert haben. Sage dir, dass die Erde, selbst wenn du sterben würdest, ihrem Weg durch den Raum weiter folgen würde und dass alles so weiterlaufen würde wie vorher – warum solltest du dich also sorgen? Wenn du dich zu ernst nimmst, dann kommt der Tod und macht sich über dich lustig und erinnert dich daran, wie kurz das materielle Leben und seine Pflichten eigentlich sind.

Geistige Entspannung meint also die Fähigkeit, deine Aufmerksamkeit willentlich von den Sorgen über die Vergangenheit und von den gegenwärtigen Schwierigkeiten abzuziehen, von der Furcht vor Unfällen und anderen Ängsten, die dich verfolgen, von Gier, Leidenschaft und verstörenden Gedanken und Anhaftungen. Die Meisterschaft in der geistigen Entspannung erreichst du durch beständige Übung. Sie kann dadurch erreicht werden, dass du deinen Geist willentlich von allen Gedanken befreist und deine Aufmerksamkeit auf den Frieden und die Zufriedenheit in deinem Inneren richtest. Wenn du dies regelmäßig und beständig praktizierst, kannst du deine Aufmerksamkeit von deinen Sorgen weg- und auf den Frieden hinlenken.

Aus diesem Grund muss der Schüler, der sich mit ganzer Seele und beständig in seiner Spiritualität weiterentwickeln will, danach streben, den Körper ruhig und nicht in beständiger Bewegung und Unruhe zu halten; den Atem ruhig zu halten, was durch die richtigen Atemübungen geschieht, und die vitale Essenz zu erhalten, indem er Selbstkontrolle und gute Gesellschaft anstrebt und den Geist durch die Praxis der Konzentration und Meditation beruhigt.

Du kannst lernen, den Lebensstrom durch dein Bewusstsein willentlich aus dem gesamten Körper abzuschalten, indem du kontinuierlich die Hong-So-Technik der Konzentration praktizierst.

Die Hong-So-Technik der Konzentration

Atem ist Leben. Wenn du ohne Atem leben kannst, dann wirst du dein Leben verlängern und dich über das Körperbewusstsein zum Seelenbewusstsein erheben, auch während du noch in deinem physischen Körper lebst. Um wahrhaft atem-los zu werden, musst du nicht versuchen, deinen Atem anzuhalten oder ihn in deinen Lungen mit Kraft festzuhalten. Nein, die Atemlosigkeit erhebt einen zu einem Zustand innerer Ruhe und Entspannung, sodass es einfach unnötig wird zu atmen – jedenfalls eine Zeitlang.

Du kannst diese Technik zu jeder Zeit praktizieren. Wo auch immer du bist – setze dich mit aufrechter Wirbelsäule hin und entspanne dich tief. Schließe deine Augen (oder fixiere deinen Blick mit halbgeschlossenen Augen am Punkt zwischen den Augenbrauen). Nun beobachte in tiefer Ruhe geistig deinen Atem, ohne ihn zu beeinflussen, wie er deinen Körper betritt und wieder verlässt. Wenn der Atem in deinen Körper eintritt, bewege den Zeigefinger deiner rechten Hand nach innen, zum Daumen, und chante geistig (ohne deine Zunge oder deine Lippen zu bewegen): „Hong". Wenn dein Atem den Körper verlässt, strecke den Zeigefinger und chante geistig: „So". Der Sinn, deinen Zeigefinger zu bewegen, besteht darin, dass du so entschiedener in deiner Konzentration wirst und die Einatmung von der Ausatmung unterscheiden lernst.

Versuche, deinen Atem auf keine wie auch immer geartete Weise zu kontrollieren. Nimm stattdessen die Haltung eines neutralen Beobachters an und beobachten den natürlichen Atemfluss, wie er den Körper betritt und wieder verlässt – ein Fluss, dessen du dich im Allgemeinen noch nicht besonders bewusst warst.

Praktiziere diese Technik mit großer Ehrerbietung und Aufmerksamkeit, wenigstens zehn Minuten lang (für den Anfang). Je länger du sie praktizierst, desto besser. Du kannst sie zu jeder Zeit praktizieren, tagsüber oder abends, während einer formalen Meditation oder in deiner Freizeit – zum Beispiel, wenn du im Auto sitzt (aber nicht selbst am Steuer!) oder sogar, während du auf dem Rücken im Bett liegst. Sie wird dir ein tiefes Gefühl von innerer Ruhe vermitteln und wird dich letztlich in die Lage versetzen, zu erkennen, dass du nicht dein Körper bist, sondern die Seele – dem physischen Körper überlegen und gleichzeitig unabhängig von ihm.

Wenn du sie während einer formalen Meditation praktizieren willst, dann setze dich auf einen Stuhl ohne Lehne, mit aufrechtem Rücken. Lege zuvor eine Wolldecke über den Stuhl, sodass die Lehne bedeckt ist und lass die Decke so weit nach unten reichen, dass sie auch unter deinen Füßen ist. Setze dich so hin, dass dein Gesicht in Richtung Osten zeigt. Sitze aufrecht, lass deine Wirbelsäule nicht an der Lehne angelehnt sein.

Die Hong-So-Technik kann, wie ich sagte, auch in deiner Freizeit praktiziert werden – zum Beispiel, wenn du im Wartezimmer eines Arztes sitzt. Beobachte einfach deinen Atem und chante in deinem Inneren, aber still: „Hong“ und „So“, während du das tust. Bewege dabei nicht deine Finger und halte nicht die Augen geschlossen. Schau auch nicht nach oben zum Dritten Auge zwischen deinen Augenbrauen oder tue nicht irgendetwas anderes, das die Aufmerksamkeit der anderen um dich herum auf dich ziehen würde. Halte stattdessen die Augen offen, wenn du magst, ohne zu blinzeln, schaue vielleicht ganz geradeaus oder auf irgendeinen Punkt. Halte die Wirbelsäule aufrecht, wenn du kannst und wenn du es schaffst, ohne dich allzu sehr anzustrengen.

Der Sinn der Hong-So-Technik besteht darin, dir zu helfen, deine Aufmerksamkeit von äußeren Dingen abzuziehen und sie von den Sinnen zurückzuziehen, denn der Atem ist die Schnur, die die Seele an den Körper gebunden hält. Der Mensch lebt in einer Lufthülle, die er braucht, wie der Fisch das Wasser. Wenn du dich also aus dem Atem erhebst und zur Atem-losigkeit aufsteigst, dann kannst du himmlische Sphären betreten, in denen die Engel wohnen. Wenn du ohne jede Leidenschaft deinen Atem beobachtest, wie er deinen Körper betritt und ihn wieder verlässt, dann verlangsamt sich dein Atem auf ganz natürliche Art und Weise und beruhigt so die friedensstörende Aktivität des Herzens, der Lungen und des Zwerchfells.

Denke einmal einen Moment lang über diese außergewöhnliche Tatsache nach: Das Herz pumpt normalerweise pro Tag zwölf Tonnen Blut durch den Körper! Und es hat niemals Ausruhphasen, nicht einmal in der Nacht, wenn wir schlafen und wenn die meisten anderen Organe eine Gelegenheit bekommen, ihre Aktivität wenigstens zum Teil einmal einzustellen. Das am meisten arbeitende (und deshalb oft auch überarbeitete) Organ des Körpers ist das Herz. Die Hong-So-Technik ist eine wissenschaftliche Methode, um das Herz zu beruhigen und so seine Lebensdauer zu unterstützen und gleichzeitig eine enorme Menge Lebensstrom, Energie, über den ganzen Körper zu verteilen, wodurch alle Körperzellen erneuert werden und ihrem Verfall vorgebeugt wird.

Diese wundervolle und gleichzeitig einfache Technik ist einer der größten Beiträge, die Indien der Welt geschenkt hat. Sie verlängert die Lebensspanne des Menschen und sie ist eine praktische Methode, sich über das reine Körperbewusstsein zu erheben und sich als unsterblicher Geist wahrzunehmen. Die Worte „Hong“ und „So“ stammen aus dem

Sanskrit und tragen mantrische Kraft in sich. Das Original heißt: „Aham soho“ und bedeutet: „Ich bin Er.“

Die Bedeutung der Entspannung

Wenn wir schlafen, dann erleben wir eine Entspannung der Sinne. Der Tod ist eine vollständige, wenn auch unwillkürliche Entspannung des Geistes vom Körper. Er entsteht, wenn das Herz aufhört zu schlagen. Durch die Hong-So-Technik können wir an den Punkt kommen, an dem sogar das Herz beginnt, sich zu entspannen, und dabei über seinen Zwang zur Äußerlichkeit hinausgelangt, sodass der Tod bewusst erlebt wird und das Gefühl der Rätselhaftigkeit des Todes und die Angst vor dem Sterben vergehen. Man kann wirklich lernen, seinen Körper bewusst und voll Seligkeit zu verlassen, statt machtvoll aus ihm herausgeworfen zu werden, wie dies, oft als vollkommene Überraschung, beim Tode geschieht.

Unaufmerksamkeit während der Hong-So-Praxis kann sehr müde machen, sodass man schlafen will. Konzentrierte Aufmerksamkeit andererseits bringt zu jeder Körperzelle ein prickelndes Gefühl göttlichen Lebens.

Wenn du die Zeit hast, praktiziere die Technik länger – wirklich, so lange, wie du magst. Ich selbst habe als Junge diese Meditation sieben Stunden lang am Stück praktiziert und dadurch einen tiefen Zustand atem-loser Trance erreicht. Halte dich fest an der großartigen Ruhe, die du während und nach der Praxis dieser Technik erlebst. Halte dich an dem großartigen Frieden fest, so lange, wie es möglich ist. Wende ihn in praktischen Lebenssituationen an – wenn du mit Menschen zu tun hast, wenn du lernst, wenn du Geschäfte machst, wenn du nachdenkst. Und nutze sie, wenn du Unterstützung bei deiner Selbstkontrolle brauchst, wenn du versuchst, dich von einer tiefsitzenden, schädlichen geistigen oder emotionalen Gewohnheit zu befreien. Immer, wenn eine Situation es erfordert, erinnere dich geistig an den Frieden, den du während und nach der Praxis dieser Technik gefühlt hast, und tritt dann in diesem Zustand der aktuellen Situation aus deinem friedlichen inneren Zentrum gegenüber, wo deine natürliche Seelen-Intuition sicherstellen wird, dass die Situation sich auf die bestmögliche Weise löst.

Erinnere dich, dass eine tiefe Intensität deiner Konzentration notwendig ist, um diese Technik korrekt zu praktizieren. Das heißt jedoch nicht, dass du dich irgendwie unter Stress setzen solltest. Praktiziere die Technik ganz ruhig, ganz entspannt – ja, sogar ehrfürchtig – und spüre in dieser Ruhe, dass du dich bereit machst, der kosmischen Schwingung, OM, zu lauschen und dich von ihr absorbieren zu lassen. Hong-So wird dich unterstützen, dich in Verbindung mit dem Großen Geist zu setzen, der in dir als deine Seele vorhanden ist und dessen Ausdrucksform Vibration, Schwingung ist, die Ursache des inneren Klangs. Ergebnisse werden sich ganz sicher einstellen und eine tiefe Ruhe wird sich in dir ausbreiten. Nach einer längeren Praxis wirst du eine höhere Intuition in dir spüren und du wirst in Kontakt mit dem unerforschten Reservoir göttlicher Macht kommen.

Sei deshalb nicht ungeduldig. Mache beständig weiter. Mache diese Praxis zu einer regelmäßigen Angewohnheit, die so selbstverständlich für dich wird wie das Essen, wie das Zähneputzen, wie das Duschen oder Baden oder wie das Schlafen. Faszinierende wohltuende Wirkungen werden deine gesamte geistige und körperliche Verfassung durchziehen.

Wie auch bei allen anderen Dingen können die besten Ergebnisse nicht in einem Tag oder nach einigen Tagen erwartet werden. Deshalb übe! Praktiziere die Technik und lasse in deine täglichen Bedürfnisse die Ruhe einfließen, die sie schenken kann. Erinnere dich auch, dass ich aus Erfahrung spreche – nicht nur aus meiner eigenen, sondern auch einer jahrhundertealten Erfahrung großartiger Yogis in meinem Herkunftsland. Du kannst dieselben wunderbaren Erfahrungen machen wie sie, wenn du in deiner Praxis konstant bleibst.

Letzter wichtiger Punkt: Worauf man sich konzentrieren sollte

Worauf sollte der Fokus deiner Aufmerksamkeit gerichtet sein, während du diese Technik praktizierst? Auf den Atem, ja, aber worauf in deinem Körper?

Deine Aufmerksamkeit könnte anfangs vielleicht auf die pumpenden Lungen und auf dein atmendes Zwerchfell gerichtet sein. Konzentriere dich also als Erstes auf diese rein körperlichen Bewegungen. Dann, wenn dein Geist langsam ruhiger wird, wandere mit deiner Aufmerksamkeit vom Körper weg auf den Atem als solchem. Achte auf den Atem, wo er wahrscheinlich den Körper betritt, also in den Nasenlöchern. Und wenn du noch ruhiger wirst, versuche zu fühlen, wo in den Nasenlöchern der Fluss am stärksten ist. Anfangs wird der Atem an den äußeren Nasenlöchern zu spüren sein, aber wenn sich deine Konzentration vertieft, dann versuche den Atem höher in der Nase zu spüren und nimm wahr, wo der Fluss hier am stärksten zu sein scheint. Am oberen Teil der Nase? An den Seiten? Am unteren Rand der Nasenflügel?

Diese Konzentration kann dir helfen, deinen Geisteszustand deutlicher wahrzunehmen. Wenn du den Atem im oberen Teil der Nase spürst, dann kann der Fluss bedeuten, dass du in einem höheren Bewusstsein bist. Im unteren Teil der Nase könnte sich ein gewisser abwärtsgerichteter Energiefluss in deiner Wirbelsäule zeigen. Auf den äußeren Seiten deiner Nasenflügel könnte der Fluss eine Tendenz widerspiegeln, etwas zu emotional zu reagieren. Und im Zentrum der Nasenlöcher kann es eine Tendenz zum Rückzug geben.

Wenn du nach und nach immer ruhiger wirst, dann spüre den Atem, wo er den Kopf betritt, etwa am Punkt zwischen deinen Augenbrauen – dem echten Sitz der Konzentration im Körper.

Der Ursprung des Atems liegt im Astralkörper. Eine astrale Einatmung korrespondiert mit einer aufwärtsgerichteten Bewegung durch das, was man in den Yogalehren den *id*a-Strom nennt. Eine astrale Ausatmung korrespondiert mit einer abwärtsgerichteten Bewegung durch den *pingala*-Nervenkanal. Diese Kanäle können von denen, die Fisch essen, als die beiden kleinen Nerven wahrgenommen werden, die nach unten durch die gesamte Länge der Wirbelsäule verlaufen.

Ein aufwärtsgerichteter Energiefluss durch *ida* begleitet das Einatmen im physischen Körper. Ein abwärtsgerichteter Fluss durch *pingala* begleitet die körperliche Ausatmung. Astrales Atmen wird erreicht, wenn man die Energiebewegung sowohl aufwärts wie auch abwärts führt. Das ist in dem reaktiven Prozess eingeschlossen. Wenn der Fluss nach oben stärker ist, dann zeigt dies eine positive Reaktion an, die mit der absichtlichen körperlichen Einatmung verbunden ist. Wenn die Bewegung stärker im Abwärtsfluss ist (oder wenn die körperliche Ausatmung stärker ist als die Einatmung), dann kommt sie als Seufzen heraus und zeigt ein Gefühl von Zurückweisung an. Wenn die Einatmung stärker ist als die Ausatmung, dann ist dies ein Hinweis auf eine positive Reaktion im Körper – etwa von Aufregung oder Erregung. Wenn die Ausatmung länger ist als die Einatmung, dann gibt es einen korrespondierenden Rückzug des Menschen in sich selbst. Beim Schlafen ist die Ausatmung zweimal so lange wie die Einatmung. Wenn Einatmung und Ausatmung genau gleichlang sind, dann gibt es in dem betreffenden Menschen einen inneren Gleichmut.

Eine weitere Entspannungstechnik

Schließe zunächst deine Augen und atme aus, schalte deine Aufmerksamkeit und deine Energie ab, die sich auf die Sinneseindrücke richten, und spüre das Herz und den Kreislauf, sowohl körperlich als auch mental. Beruhige dein Herz durch die Macht deines Willens, wie du eine Uhr anhältst, indem du leicht ihre Feder berührst. Mit deiner Ruhe kannst du die Aktivitäten der gesamten Maschinerie des Körpers zum Anhalten bringen. Dann schalte den Lebensstrom in deiner Wirbelsäule und in deinem Gehirn an, wobei du diesen Lebensstrom von den Telefonen der fünf Sinne trennst. Bringe dein Gehirn auf gleiche Wellenlänge mit dem göttlichen Radio und empfange den kosmischen Klang des OM.

Göttliche Entspannung mit OM

Sitze mit aufrechter Wirbelsäule auf einem Stuhl. Atme schnell und kraftvoll aus und bleibe im Ausatem, wobei du geistig von 1 bis 10 zählst. Dann atme langsam wieder ein, halte den Atem an und zähle wieder von 1 bis 10. Wiederhole diese Sequenz zehnmal. Dann atme aus und vergiss deinen Atem vollständig.

Konzentriere dich nun auf die Zehen deines linken Fußes und sage innerlich „OM" zu jedem Zeh. Mach dasselbe mit jedem Zeh des rechten Fußes. Dann konzentriere dich auf die Sohle des linken und dann auf die des rechten Fußes und begrüße jede Fußsohle mit einem innerlichen „OM". Konzentriere dich dann auf die rechte und auf die linke Wade, sprich sie erneut im Geist mit „OM" an. Dann tue dasselbe mit dem rechten und linken Oberschenkel, der rechten und der linken Hüfte, dem Nabelpunkt, deinem Unterbauch, deiner Leber, der Milz, dem Magen, der Bauchspeicheldrüse, dem Herzen, der rechten und der linken Lunge, der linken und der rechten Hand und dem rechten und linken Arm, der linken Seite deines Nackens, der rechten Seite des Nackens, der Kehle und der Rückseite deines Nackens.

Sprich das „OM“ mental und konzentriere dich dabei auf deine Hypophyse, dann auf die Epiphyse, auf die medulla, auf den Punkt zwischen deinen Augenbrauen, auf den Mund, die Zunge und das Gaumenzäpfchen, das linke und das rechte Nasenloch, das rechte und das linke Auge, das linke und das rechte Ohr, das Kleinhirn und das Großhirn. Dann gehe die Chakras hinauf und hinunter: das erste Chakra am Steißbein, das Sakralchakra, das dritte Chakra am Nabel, das Rückenchakra, das Zervicalchakra, das an der Medulla im Nacken und das Christuszentrum am Punkt zwischen den Augenbrauen, wobei du jedes Mal mental „OM“ chantest. Versuche zu fühlen, dass der ganze Körper innerlich und äußerlich von der heiligen Schwingung des „OM“ erfüllt ist.

Allgegenwart

Oh, göttlicher Geist, erlöse mein Leben und mein Bewusstsein von jedem Besitzdenken und von allen Anhaftungen. Erlöse mein Leben und meinen Geist von den Spannungen in meinem Körper. Erlöse mein Bewusstsein von den Sinnen und danach von meinem Atem. Entriegele die Energie meines Herzens.

Dann, oh göttlicher Geist, deponiere das Leben und die Bewusstheit in meiner Wirbelsäule. Und dann lasse sie los in den göttlichen Geist und in den unendlichen Raum. Oh, lass mich den Milchstraßennebel erblicken, wie er in mir schwebt und glitzert.

Bringe den strahlenden Vogel deiner Allgegenwart zurück durch seine Käfigtür der medulla in den Durchgang meiner Wirbelsäule und lass ihn dann in mein Herz fließen, wo er voller Lebenskraft singt. Lass ihn mit seinen Flügeln des Atems in den beiden Lungenflügeln schlagen. Dann, oh göttlicher Geist, lass ihn flattern über alle Wände meines Fleisches.

OM…, schwinge in den Händen, in den Füßen, im ganzen Körper, in den Muskeln! OM…, schwinge nur noch im Geist des OM! OM…, komm zurück in die Wirbelsäule, zurück in mein Herz, und zurück in meine Muskeln!

KAPITEL 7

DIE HEILKRAFT GOTTES

Du bist unsterblich

Lass deine Seele aus den Träumen deiner Schwächen wiederauferstehen. Lass deine Seele in ewiger Weisheit auferstehen. Mit welcher Methode? Entspannung! Selbstkontrolle! Richtige Ernährung. Richtige Stärkung. Unverdrossene Geisteshaltung. Lass nicht zu, dass du dich besiegt fühlst. Erlaube einfach keine Niederlage. Niederlage zuzulassen bedeutet nur, sie stärker zu machen. Du hast unbegrenzte Macht – und du musst diese Macht pflegen, das ist alles.

Meditation ist der beste Weg, deine Seele aus der Bindung an den Körper und an alle deine Herausforderungen wiederauferstehen zu lassen. Meditiere! Meditiere zu Füßen des Unendlichen. Lerne, dich mit Ihm zu durchtränken. Deine Belastungen mögen groß sein, aber dein größter Feind bist du selbst! Du bist unsterblich, deine Belastungen sind jedoch vergänglich. Sie sind veränderbar, du bist unveränderlich. Du kannst die ewige Macht entfesseln und deine Belastungen zertrümmern.

Die Heilkraft des Glaubens

Keine Krankheit ist unheilbar. Einige Erkrankungen sind durch Medikamente nicht heilbar, denn diese sind von ihrem Wesen her begrenzt. Wenn eine Krankheit schon lange andauert und hartnäckig ist, dann schaffen es die medizinische Versorgung und andere gewöhnliche Methoden nicht, sie zu heilen, und deshalb werden sie chronisch oder unheilbar genannt.

Der Mangel der Medikamente und ihre Unfähigkeit, zu heilen, werden unlogischerweise auf die Krankheit übertragen. Die Medikamente können nicht heilen – deshalb nennen die Ärzte die Krankheit unheilbar. Aber die Macht des Unendlichen ist grenzenlos und kann jede Krankheit heilen.

Medikamente haben ihren Nutzen – warum sollte man Tatsachen bestreiten? – aber sie sind auf bestimmte Grenzen beschränkt. Wenn eine Krankheit die medizinischen Möglichkeiten überschreitet, dann sollte man nicht verzweifeln, sondern wissen, dass nun der Zeitpunkt gekommen ist, deinen Glauben auf die unendliche Macht zu richten, die allmächtig ist.

Medikamente können dir nicht helfen, wenn du nur über sie sprichst und sie nicht benutzt; und genauso kann dein Glauben dich nicht heilen, es sei denn, du setzt ihn auch ein und sprichst nicht nur über ihn.

Im geistigen bzw. spirituellen Heilen muss man den Glauben besitzen, „die Schiffe hinter sich zu verbrennen und auf dem Wasser zu wandeln". Solltest du der Macht des unendlichen Geistes nicht mehr vertrauen als den begrenzten materiellen Kräften?

Heilung durch Schwingung

Gott will, dass Seine Kinder gesund und glücklich sind. Aber sie erzeugen Krankheit und Sorgen, indem sie Seine Gesetze brechen. Gott ist Harmonie, und wenn der Mensch, der nach Seinem Ebenbild erschaffen worden ist, versucht, ein unharmonisches Leben zu führen, dann verletzt er sich. Gott ist niemals derjenige, der den Menschen bestraft. Der Mensch straft sich selbst, weil er die Früchte seiner selbsterzeugten falschen Handlungen erntet.

Es gibt Krankheiten, die deshalb entstehen, weil man die Gesetze der Hygiene nicht beachtet hat, und die Folge dieser falschen Handlung ist eine Überflutung mit Bakterien. Es gibt auch Erkrankungen, die das Ergebnis davon sind, dass man die geistigen Gesetze des Seins verletzt hat, und ihre Folge sind Angriffe geistiger Bakterien – Angst, Wut, Sorgen, Gier, Versuchungen und ein Mangel an Selbstkontrolle. Es gibt auch Krankheiten, die aus der Unwissenheit der Seele hervorgehen.

Erinnert euch, dass Unwissenheit die Mutter aller körperlichen, geistigen und spirituellen Krankheiten ist. Vertreibe daher die Unwissenheit, indem du dich mit Gott in Verbindung setzt, und dein Körper, dein Geist und deine Seele werden von allen Krankheiten geheilt werden.

Das menschliche Leben ist vergleichbar mit einem Haus, in dem drei Fenster sind, eins für den Körper, eins für den Geist und eins für die Seele. Durch diese Öffnungen ergießen sich die drei verschiedenen Arten des vollkommenen Lichts Gottes – bekannt als Strahlen der Gesundheit, Strahlen der Fähigkeiten und Strahlen der Weisheit. Diese dreifaltigen Strahlen sind verantwortlich für die vollkommene Gesundheit, für geistigen Gleichmut und die Erleuchtung der menschlichen Seele. Das ist die Bedeutung des Spruches, dass der Mensch als Ebenbild Gottes erschaffen wurde. Aber wenn der Mensch das Ebenbild Gottes ist – warum leidet er dann auf so vielfältige Weise? Die Antwort ist: Der Mensch ist ein Kind Gottes und besitzt darum Seine Unabhängigkeit.

Der Mensch ist als Gott geschaffen worden und besitzt als solcher die Vorrechte und den freien Willen des Großen Gottes, sein eigenes Bild mit Irrtümern zu verdunkeln – oder aber genau dies nicht zu tun, sodass es blendend hell sein kann und mit seinen Strahlen der Gesundheit, der Macht und des Friedens erfüllt ist. Der Mensch hat die besondere Unabhängigkeit und den freien Willen, im Haus des Lebens zu leben und die Fenster der Gesundheit, der Stärke und des Lichts zu öffnen – oder aber sie zu schließen. Wenn er die Fenster des Lebens schließt, dann werden die bewussten kosmischen Strahlen ausgeschlossen und der Mensch lebt in der Dunkelheit körperlicher Erkrankung, in geistiger Unruhe und in katastrophaler Unwissenheit über seine Seele.

Die meisten Menschen haben mindestens eins oder mehrere ihrer Lebensfenster seit Jahren geschlossen. Deshalb leiden sie an chronischen Krankheiten. Ihre Rettung liegt darin begründet, dass sie entdecken, wie sie dieses Fenster wieder öffnen und sich in den allheilenden, bewussten kosmischen Strahlen baden können.

Der Mensch sehnt sich nach Spontanheilung durch die Macht Gottes, aber er versteht nicht, dass die Heilarbeit in erster Linie in ihm selbst liegt und dass Gott niemals wollte, dass er krank wurde. Gott hat dem Menschen das ursprüngliche Privileg und die freie Wahl erteilt, die Strahlen zu empfangen oder aber sie auszusperren. Gott kann dann nicht einseitig seine Gesetze ändern, nur weil Menschen ihn mit bestimmten Zeremonien, blindem Gebet oder ihren Vorlieben zu bestechen versuchen. Er kann nur durch das Gesetz und durch Liebe bewegt werden. Liebe ist Gesetz. Wenn der Mensch die Gesundheit/Macht und lichtgebenden Lebensfenster geschlossen hat und sie lange Zeit geschlossen hielt, dann muss er selbst die Anstrengung unternehmen, diese Fenster wieder zu öffnen, und das Licht einlassen, das aus freiem Willen helfen will und schon lange geklopft hat, um eingelassen zu werden.

Alle körperlichen Krankheiten, psychologischen Disharmonien und Krankheiten der Seele, die aus Unwissenheit geboren wurden, resultieren aus dem Fehler des Menschen, die göttlichen Strahlen auszuschließen. Ob ein Mensch nun bewusst oder unbewusst die gesundheitsspendenden Lebensfenster geschlossen hält – die logische Konsequenz für ihn besteht darin, dass er sie durch eigene Bemühungen wieder öffnen muss. Das göttliche Gesetz nicht zu kennen, wird ihn nicht vor den Folgen schützen, wenn er es gebrochen hat.

Es gibt viele Wege, die drei verschlossenen Lebensfenster wieder in sich zu öffnen. Diese Wege werden ganz allgemein Heilung genannt. Heilung kann eingeteilt werden in körperliche Heilung, psychologische Heilung von Sorgen, Ängsten, Nervosität usw. und spiritueller Heilung, bei der es um die Heilung der Unwissenheit der Seele geht.

Es gibt viele Arten der Heilung und jede von ihnen kann bei der Heilung von körperlichen, geistigen und spirituellen Erkrankungen eingesetzt werden. Von den unterschiedlichen Heilmethoden – wie Medikamente, Injektionen, Affirmationen, Massagen, Nerven- und Wirbelkorrekturen, Imaginationen, Willen oder Glauben – ist die Methode des Schwingungsheilens von großer Bedeutung.

Schwingungsheilen, wenn man es für sich selbst anwendet, besteht darin, dass man innerlich die von Willenskraft aufgeladene Energie spürt, oder darin, dass man superbewusstes Chanten einsetzt, Stimmungen der menschlichen Stimme, lebensspendende Worte, Sätze und Affirmationen.

Die Methoden der inneren Energieschwingungen können nur eingesetzt werden, indem man einem System spiritueller Übungen, wie der Yogoda-Übungen, folgt. Bereitschaft und Entschlossenheit sorgen dafür, dass das Blut mit Lebensenergie vitalisiert wird. Wenn du diese geistige Entschlossenheit und den Willen, es wirklich zu tun, die ganze Zeit aufrechterhältst, dann wirst du erleben, wie sich dein Blut mit Lebensstrom auflädt, sodass es immun gegenüber dem Eindringen von Bakterien wird. Sorge dafür, dass du stets von innen heraus lächelst, pulsierend vor Freude, allzeit bereit, zu dienen und spirituell ehrgeizig anderen zu helfen – mit all diesen Elementen versorgst du deinen Körper konstant mit frischer kosmischer Energie, die durch die Tür der medulla oblongata in den Körper gezogen wird. Ein starker Wille zieht Energie aus den bewussten kosmischen Strahlen, die den Körper umgeben, dann nach innen.

Deshalb stärke deinen Willen und deine Entschlossenheit bei allem, was du tust. Dein Körper wird dann von innen heraus vor Lebenskraft vibrieren. Ein Mensch mit einem starken Willen kann, allein durch seinen hochschwingenden Geist, Krankheiten, Versagen und Unwissenheit abschütteln, aber die Schwingung des Willens muss stärker sein als die Schwingung der Krankheit. Je chronischer die Krankheit ist, desto stärker, konstanter und entschiedener sollen die Entschlossenheit, der Glaube und die Bemühung des Willens sein, wirklich wieder gesund zu werden.

Chanten

Um eine körperliche Krankheit, eine Sorge oder eine spirituelle Unwissenheit durch Singen, Chanten oder Tönen zu beseitigen, muss man das Gesetz des Tönens kennen: von laut zu leise, von leise zu Flüstern, von Flüstern zu mental und von unterbewusst zu überbewusst. Das ist die Methode, bedeutsame Worte in erkennbare Erfahrung zu übertragen – die Wahrheit zu assimilieren, bis sie Teil der eigenen Seelenerkenntnis wird. Oder man muss den Bewusstseinszustand des göttlichen, friedlichen Bewusstseins zuerst herstellen und von diesem Zustand aus mental, leise oder laut chanten, wie man es eben mag.

Die Worte, ob man sie nun laut spricht oder nur geistig chantet, müssen mit göttlichem Bewusstsein erfüllt und im vollsten Glauben und voll Beständigkeit ausgesprochen werden, damit man eine spezifische Heilwirkung erzielen kann. Mentales Chanten ist das Beste für Einzelne, lautes Chanten, von niedrig zu hoch oder andersherum, ist gut in Gruppen.

Bevor man chantet, sollte das Gesetz der Wiederholung verstanden werden. Westliche Gemüter verstehen oft die verschiedenen Tiefen der Überzeugung im hinduistischen Chanten nicht und erkennen nur eine monotone Wiederholung eines Wortes oder mehrerer Worte. Natürlich ist eine reine Wiederholung von Worten, ohne ihre Bedeutung mit tiefen und immer tieferen Gefühlen zu erfahren, nutzlos. Das ist mit dem Bibelzitat gemeint, in dem es heißt: „Sprich den Namen des Herrn nicht nutzlos aus“, was bedeutet: Sag nicht einfach „Oh, Gott, oh, Gott!“, ohne zu wissen, was du da sagst, oder ohne dass du mit deiner Aufmerksamkeit wirklich bei der Sache bist. Lange, intellektuelle Gebete voll schäumender Worte, aber ohne Seele, sind nichts weiter als leere Geräusche.

Es ist besser, nur einen einzigen Satz zu sprechen, wie zum Beispiel: „Oh, Vater, heile mich!“ oder: „Ich bin gesund, denn Du bist in mir!“, und diesen Satz, ganz unvorbereitet, aber mit aller inneren Überzeugung vom Lauten zum Flüstern und schließlich vom Flüstern zum Mentalen immer wieder zu wiederholen, bis man wirklich fühlt, was man da sagt – und das heißt, einen Satz mit zunehmender Tiefe des Seelengefühls immer wieder zu sprechen, bis man die Bedeutung dieser Äußerung in jeder Faser seines Seins schwingen spürt.

Im dem Moment, in dem der Satz das göttliche Bewusstsein und die innere Überzeugung erreicht, wird ein Hagel von Energie auf dich herunterschießen und den Körper, den Geist und die Seele heilen, die Bakterien wie durch einen Stromschlag töten, die geistigen Ängste lähmen und die Unwissenheit in einem Auflodern zu Asche verbrennen.

Der Polizeichef von Chicago erklärte unlängst, dass die Stadtbewohner zehn Jahre länger leben würden, wenn es gelänge, den Krach der Autos auszuschalten. Mit anderen Worten: Unharmonische Klänge beeinflussen das Nervensystem der Menschen und schwächen so das Mittel, durch das die Vitalenergie alle Bereiche des Körpers versorgt. Mit der Schwächung des Nervensystems wird die Versorgung mit Energie und Blut niedriger und das macht den Körper zu einem geeigneten Gastgeber für alle Arten von Erkrankungen.

Andererseits erwecken harmonische Klänge und Chants, die mit der Seelenkraft des Gottesbewusstseins, mit Willenskraft und Glauben erfüllt sind, die schläfrigen Gewebe des Nervensystems, indem sie sie mit vitaler Energie füllen. Auf diese Weise kann der Klang der Stimme alle unharmonischen Zustände des Körpers, des Geistes und der Seele heilen. Ein ehrliches, freundliches Wort, ein inspirierendes Lied und eine seelentröstende Stimme der Weisheit haben schon viele Leiden zerstreut und viele mit dem Licht anhaltender Freude erfüllt.

Ein Heiliger wird geheilt

Ein Mann lag auf dem Sterbebett mit Diabetes. Die Ärzte hatten ihm nur noch drei Monate zu leben gegeben. Er entschloss sich, in dieser Zeit, die ihm noch blieb, Gott zu finden. Er saß und meditierte und verlängerte die Zeit seiner Meditation nach und nach immer mehr. Am Anfang waren es nur 15 Minuten, die er meditierte, und dann musste er aufstehen und sich erleichtern. Langsam jedoch konnte er länger sitzen, bis er schließlich mehrere Stunden an einem Stück meditieren konnte. Er betete immer wieder: „Gott, komm in meinen kaputten Tempel!“

Die vorausgesagten drei Monate gingen vorbei. Er lebte immer noch und saß immer länger in Meditation. Drei Jahre gingen vorbei und er war immer noch am Leben. Eines Tages dann erschien ihm Gott. Und der Mann, als er aus seiner Ekstase erwachte, entdeckte, dass sein Körper vollständig geheilt war.

„Herr!“, rief er aus, „ich habe doch gar nicht darum gebeten, geheilt zu werden. Alles, was ich wollte, war doch nur, dass du in meinen kaputten Tempel kommst!“ Und der Herr antwortete: „Wo Mein Licht ist, kann keine Dunkelheit bestehen.“ Der Heilige – denn ein solcher wurde dieser Mann – schrieb darauf in den Sand: „Und an diesem Tag kam der Herr in meinen kaputten Tempel und machte ihn wieder heil!“

Was für eine Willenskraft! Wenn du das so sehr probieren würdest – wie schnell würdest du vorankommen! Ihr alle besitzt diese starke Willenskraft. Ich halte euch deshalb an: Nutzt sie!

Gottes Macht ist grenzenlos

Alle Erkrankungen sind das Resultat von Zusammenstößen eines brüchigen unharmonischen Lebens mit dem Steinwall göttlicher Harmonie im Inneren. Friedliche Handlungen stehen im Einklang mit Gottes Frieden, den man in der Stille im Inneren fühlen kann und dessen Resultat Glücklichsein ist. Falsche Handlungen stoßen mit dem Frieden Gottes in der Stille zusammen und erzeugen Unglück und schlechte Gesundheit.

Zweifellos besitzen einige Medikamente Heilkraft, denn Gott hat den Kräutern und Mineralien die Kraft geschenkt, den Körper des Menschen zu beeinflussen, aber Medikamente und Ärzte besitzen nur begrenzte Macht und offenbaren oft ihre Hilflosigkeit angesichts chronischer Krankheiten.

Was aber kann Schmerz und Unwissenheit wirklich zerstören und solchen Unfällen für immer vorbeugen, sodass dein Körper, dein Geist und deine Seele das vollkommene Bild Gottes sein können? Das kann so gehen: Überzeuge deinen Geist, dass alle menschlichen Heilmethoden in ihrer Heilkraft begrenzt sind und dass nur die alles durchdringende, alles heilende Macht Gottes grenzenlos ist.

Erinnere dich: Ein Bettler bekommt nur das, was einem Bettler zusteht, aber ein Sohn bekommt das, was einem Sohn zusteht. Bettle also nicht um Geld oder Gesundheit. Fordere dein verlorenes göttliches Geburtsrecht der Einheit mit dem Vater ein! Wenn du das erreichst, indem du den immer mehr zunehmenden, ewig neuen freudigen Kontakt mit Gott in Stille gefunden hast, dann werden alle Dinge, einschließlich Gesundheit, Fülle und Weisheit, über dich ausgeschüttet werden. Die Seele, der Geist und der Körper werden als die vollkommene Manifestation von Gott selbst wahrgenommen werden. Und wenn das einmal wirklich erkannt und verwirklicht ist, dann kann der Körper auf immer geheilt bleiben.

Und schließlich: Der Mensch sollte mehr und mehr von der grenzenlosen inneren Quelle des kosmischen Bewusstseins und weniger und weniger von den anderen Quellen der Körperenergie abhängig sein. Die höchste Form der Verjüngung besteht darin, das menschliche Bewusstsein mit dem kosmischen Bewusstsein durch Meditation zu vereinen.

Indem du konstant die friedlichen Folgen der Meditation in deinem Geist aufrechterhältst, indem du Unsterblichkeit in deinem Körper fühlst, indem du an das ewige Leben glaubst statt an die Illusion der Veränderungen im Leben und indem du den Ozean des unsterblichen seligen Gottes spürst, der allen Erfahrungen zugrunde liegt, kannst du als Seele nicht nur eine ewig sich erneuernde Verjüngung der Seele erfahren, sondern auch eine des Körpers. Sobald der Körper als nicht getrennt vom göttlichen Geist erkannt wird, sondern als vibrierender Strom im Ozean der kosmischen Bewusstheit, kann die ewige Erneuerung und Verjüngung des Geistes auch im Körper eingepflanzt werden.

ANHANG

YOGODA-ÜBUNGEN AUS YOGANANDAS ORIGINAL-LEKTIONEN

Wertvolle Yogoda-Übungen aus Yoganandas Original-Lektionen:

1. Stehe aufrecht, halte die Arme nach oben über deinem Kopf ausgestreckt. Entspanne dich, während du diese Position hältst. Atme mit Schwung aus und halte den Atem an, wobei du von 1 bis 12 zählst. Atme dann ein und fühle, dass du die Energie durch deine Fingerspitzen in die medulla und die Körperbereiche ziehst.

2. Strecke die Arme zur Seite aus, parallel zum Boden. Atme aus und bringe die Handflächen aneinander, wobei du alle Körperteile entspannst. Dann atme ein, spanne alle Körperbereiche an und zähle von 1 bis 20, während du die Arme wieder zur Seite ausstreckst. Entspanne,

atme langsam aus und bringe die Handflächen zusammen. Wiederhole zweimal.

3. Spannung der Länge nach: Spanne leicht, mittel und stark deine linke Wade an und entspanne sie dann wieder. Nun die rechte Wade und dann den rechten Oberschenkel, den linken Unterarm, den linken Oberarm, den rechten Unterarm, den rechten Oberarm. Wiederhole jeden Teil dreimal.

4. Schließe deine Augen. Ziehe ganz sanft deine beiden Brüste zusammen. Bringe deine ganze Aufmerksamkeit an diesen Punkt, während du sie zusammenziehst. Halte die Spannung, zähle dabei von 1 bis 30. Dann lass die Spannung los. Wiederhole sechsmal, am Morgen, mittags und abends.

5. Lege dein Kinn auf die Brust, spanne die Muskeln deiner Kehle an. Atme langsam ein, hebe deinen Kopf an und beuge ihn nach hinten. Entspanne, lass den Kopf wieder nach vorn sinken und atme aus.

6. Medulla-Gedächtnistraining: Entspanne den Kopf nach vorne, sodass dein Kinn die Brust berührt. Lasse die ersten drei Fingerspitzen deiner Hände sich berühren, dann presse diese sechs Finger an die medulla. Gib der medulla eine kreisförmige Massage, von links nach rechts, fünfmal. Halte die Finger gut auf die medulla gepresst, während du den Kopf hebst und ihn dann so weit wie möglich in den Nacken legst und so den Nacken anspannst. Entspanne. Dann lass schnell deinen Kopf auf

deine Brust sinken, wobei deine Finger immer noch an der medualla liegen und wiederhole noch zweimal.

7. Spanne deinen ganzen linken Arm (Unterarm und Oberarm) an. Lass ihn vibrieren. Halte den Ellenbogen an deiner Seite. Hebe nun deinen Unterarm zur Schulter, als ob du ein Gewicht von 5 bis 25 Pfund anheben würdest. Entspanne (ziehe die Energie zurück) und lasse den Arm fallen. Wiederhole die Übung mit dem rechten Arm und dann gleichzeitig mit beiden Armen.

8. Strecke die Arme zur Seite parallel zum Boden aus, die Handflächen zeigen nach oben. Spanne beide Arme an und lass sie vibrieren. Beuge sie dann langsam an den Ellenbogen, als ob du auf jeder Seite ein schweres Gewicht anziehen würdest. Entspanne, lass die Arme auf die Seite fallen. Wiederhole zweimal.

9. Stelle deine Füße fest auf den Boden. Hebe deine Arme gestreckt zu den Seiten, parallel zum Boden. Dann schwinge den Körper und die Arme, sodass der linke Arm nach hinten schwingt und die rechte Handfläche das Zentrum der Brust schlägt, dann schwinge den rechten Arm nach hinten und lass die linke Handfläche auf die Mitte der Brust schlagen. Wiederhole fünfmal. Diese Übung ist gut für deine Wirbelsäule und für dein Gehirn.

10. Magenübungen: Die folgenden Magenübungen werden die Peristaltik und die Verdauung fördern, einer Verstopfung vorbeugen und Übergewicht abbauen. Man sollte sie täglich morgens gleich nach dem Aufstehen praktizieren:

a) Komme in eine gebeugte Haltung nach vorn, halte dich dabei an den Lehnen eines Stuhles fest, wobei deine Arme gestreckt sein sollten. Atme schnell und vollständig aus und schließe Nasenlöcher und Mund mit den Fingern deiner linken Hand. Während du den Atem aussetzt, ziehe langsam deinen Unterbauch ein, so weit, wie es geht, und dann schiebe ihn so weit vor wie möglich. Halte weiter den Atem an und wiederhole noch zweimal. Dann atme ein. Wiederhole die gesamte Übung fünfmal. Wenn du Magenprobleme hast, dann wiederhole sie zehnmal.

b) Stehe mit geschlossenen Augen aufrecht. Presse beide Hände auf deinen Unterbauch, eine über der anderen. Ziehe den unteren Teil deines Bauches stark zusammen und halte die Spannung. Halte sie weiter und spanne nun den oberen Teil deines Bauches an. Entspanne beide Bereiche. Wiederhole sechsmal.

11. Fantasiertes Seilspringen: Schwinge deine Hände so, als würdest du ein Seil schwingen, und springe dann über das vorgestellte Seil.

12. Indoor-Walken oder -Joggen: Stehe einen Meter vor einem offenen Fenster in deinem Zimmer oder auf einem Balkon. Ziehe deine Schuhe aus und – wobei du auf der Stelle bleibst – bewege dich so, als ob du walken oder joggen würdest. Lass dabei die Ferse deines linken Fußes gegen die linke Hüfte schlagen und beuge den rechten Arm nach oben, wobei der Ellenbogen neben deinem Körper bleibt, dann lasse den linken Fuß auf den Boden fallen

und deinen rechten Arm sinken. Dann hebe den rechten Fuß, schlage mit der Ferse des rechten Fußes gegen die rechte Hüfte und hebe den gebeugten linken Arm hoch, wobei wiederum der Ellenbogen an deiner Seite bleibt. Dann mache so weiter, immer rechts und links abwechseln, so lange, bis du fühlst, dass du genug getan hast, oder bis du ins Schwitzen geraten bist, aber ohne dich zu überanstrengen. Walke oder jogge so 25 bis 40 Schritte. Wenn du diese Indoor-Übungen zweimal täglich an der frischen Luft durchführst, wird dies sehr dazu beitragen, dass dein Körper fit bleibt. Wenn du müde bist, praktiziere diese Indoor-Übungen einige Male, zusammen mit den Anspannungs- und Entspannungsübungen, bis deine Müdigkeit dich verlässt. (Menschen mit einem schwachen Herzen sollten die Übung nicht als Jogging-Übung praktizieren).

STICHWÖRTERVERZEICHNIS

ÜBER DEN AUTOR
PARAMHANSA YOGANANDA

„Ein strahlendes Licht, das mitten in der tiefsten
Dunkelheit scheint – das war die Präsenz
Yoganandas in der Welt.
Eine so große Seele kommt nur selten auf die Erde
und auch nur dann, wenn es unter den Menschen
ein echtes Bedürfnis danach gibt."

– Der Shankaracharya von Kanchipuran –

Paramhansa Yogananda wurde 1893 in Indien geboren und seit seiner frühesten Kindheit dafür ausgebildet, die uralte Wissenschaft der Selbstverwirklichung in den Westen zu bringen. Im Jahr 1920 zog er in die USA um und begann das, was sich später zu einer weltweiten Arbeit entwickelte, die Millionen von Menschen zutiefst berührte. Die Amerikaner hungerten nämlich nach den Lehren der Spiritualität Indiens und nach den befreienden Techniken des Yoga.

Im Jahr 1946 veröffentlichte Yogananda das Buch, das zu einem spirituellen Klassiker und zu einem der beliebtesten Bücher des 20. Jahrhunderts wurde, die „Autobiografie eines Yogi“. Darüber hinaus richtete Yogananda Zentren für seine weltweite Arbeit ein und schrieb eine Anzahl von Büchern und Studienschriften, hielt Vorträge vor tausenden Menschen in den größten Städten überall in den USA, schrieb Gedichte und komponierte Lieder und unterrichtete seine Schüler. Er wurde von Calvin Coolidge ins Weiße Haus eingeladen und initiierte Mahatma Gandhi in den Kriya Yoga, seine fortgeschrittenste Meditationstechnik.

Die Botschaft Yoganandas für den Westen betont die Einheit aller Religionen und die Bedeutung der Liebe zu Gott, kombiniert mit der wissenschaftlichen Technik der Meditation.

Weitere Bücher aus dem Verlag Via Nova:

Die Essenz des spirituellen Weges

Die Weisheit des Paramhansa Yogananda

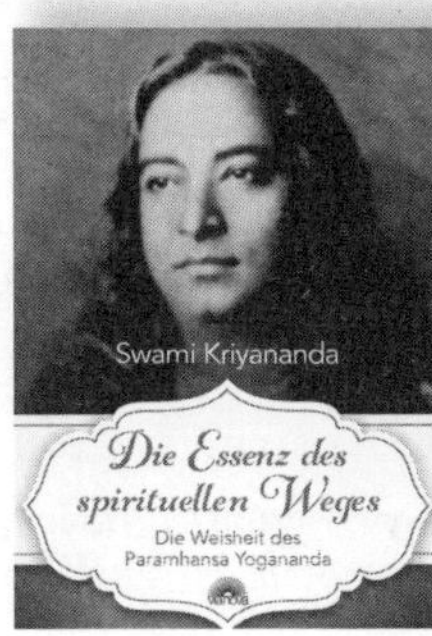

Swami Kriyananda

Paperback, 224 Seiten, ISBN 978-3-86616-380-5

Die aufgezeichneten Texte dieses Buches sind ein strahlendes Juwel der spirituellen Literatur, ein kostbares Geschenk für jeden Menschen, der nach den letzten Antworten sucht. In jedem Abschnitt, in jedem Kapitel atmet es die Aura des erleuchteten Geistes von Paramhansa Yogananda, einem der bedeutendsten geistigen Lehrer des zwanzigsten Jahrhunderts und Autor des weltberühmten Meisterwerkes „Autobiografie eines Yogi". Aufbewahrt und aufgeschrieben von einem seiner engsten Schüler und selbst berühmt gewordenen Lehrer Swami Kriyananda begegnen wir hier den zeitlosen universellen Wahrheiten aller wichtigen Menschheitsthemen. Dieses Buch gibt Antworten auf alle wirklich bedeutenden Fragen des spirituellen Lebens und führt zur Selbstverwirklichung. Es ist von Liebe, Weisheit und der einmalig spirituellen Klarheit eines erleuchteten Meisters erfüllt.

Der Aufstieg der Seele

Meditationsübungen des Raja-Yoga
Swami Kriyananda

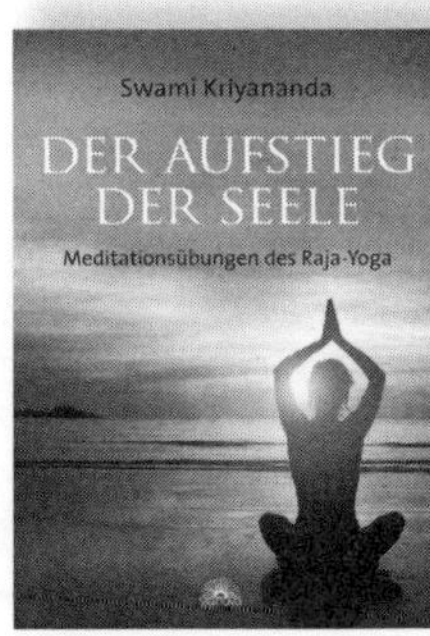

Paperback, 240 Seiten, ISBN 978-3-86616-298-3

Wer sich auf die Übungen dieses ungewöhnlichen Buches einlässt, ganz gleich ob Anfänger oder Fortgeschrittener, der kann mit dem hier erstmals vermittelten Wissen zu höchstem Bewusstsein gelangen. Die detaillierten, praxisnahen Beschreibungen sowie die sehr konkreten Meditationsanleitungen aus der Tradition des Raya-Yogas führen den Leser Schritt für Schritt zum Erwachen des Geistes. Auch die Auswirkungen auf die Physiologie sowie der Nutzen für das tägliche Leben werden sehr ausführlich beschrieben. Selten zuvor hat es solch klare Anweisungen für den Prozess der Erleuchtung gegeben wie in diesem Buch, das inspiriert ist von der großen Weisheit des berühmten Paramahamsa Yogananda, Autor des Weltbestsellers „Autobiografie eines Yogis".

Intuition für Anfänger

Der inneren Führung vertrauen

Swami Kriyananda

Taschenbuch, 112 Seiten, ISBN 978-3-86616-382-9

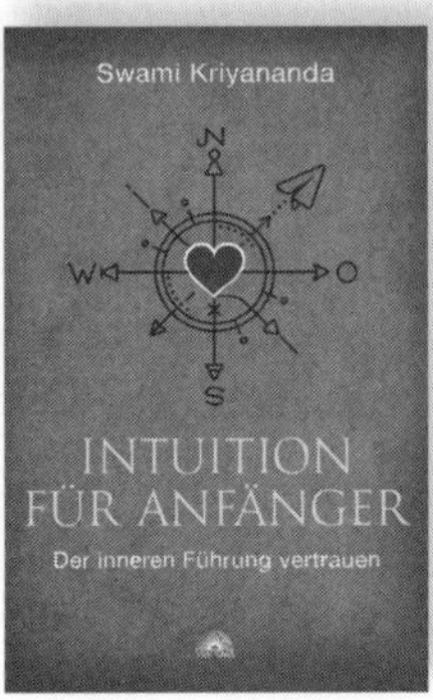

Wenn dieses Buch Ihr Interesse weckt, dann steckt dahinter vielleicht schon die Kraft Ihrer Intuition! Gut so! Denn dieses in Fachkreisen hochgelobte Buch ist ein echter Schatz für alle, die einen ganz praktischen und unmittelbaren Zugang zu ihrer eigenen Intuition finden möchten. Es zeigt, dass diese innere Weisheit nicht einfach nur ein vages Bauchgefühl oder eine Vermutung ist, sondern eine angeborene menschliche Fähigkeit, die sich ganz gezielt trainieren und schulen lässt. Die eigene Intuition immer klarer zu erkennen und zu unterscheiden, ihr mehr und mehr zu vertrauen, sie bewusst einzuüben und für Entscheidungen des Alltag zu nutzen, darum geht es in diesem Buch!

Die spirituelle Dimension des Hatha-Yoga

Erwachen in ein höheres Bewusstsein

Gyandev McCord

Klappenbroschur, 240 Seiten, 180 farbige Fotos,
ISBN 978-3-86616-386-7

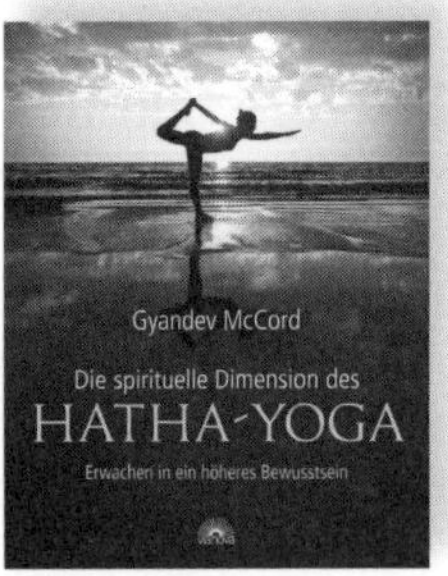

Das Üben von Yoga ist wohltuend und gesund für Körper und Seele, doch in der Essenz ist es ein geistiger Weg der Selbsterkenntnis und inneren Transformation. Mit diesem Buch werden Sie die Yoga-Praxis in einer ganz neuen spirituellen Dimension und Kraft kennen lernen, sein wahres Potential und seine außergewöhnlichen Wirkungen auf Bewusstsein und Energiekörper entdecken. In der Tradition des berühmten Lehrers Paramhansa Yogananda, Autor des weltbekannten Bestsellers Autobiografie eines Yogis , zeigt Gyandev McCord, wie Yoga zu einem einzigartigen Werkzeug spirituellen Wachstums werden und zu wahrhaftigem innerem Frieden und Glück führen kann.

Meditation heilt

Schmerzfrei in ein neues Leben, mit Übungsanleitungen und praktischen Tipps
Katrin Jonas

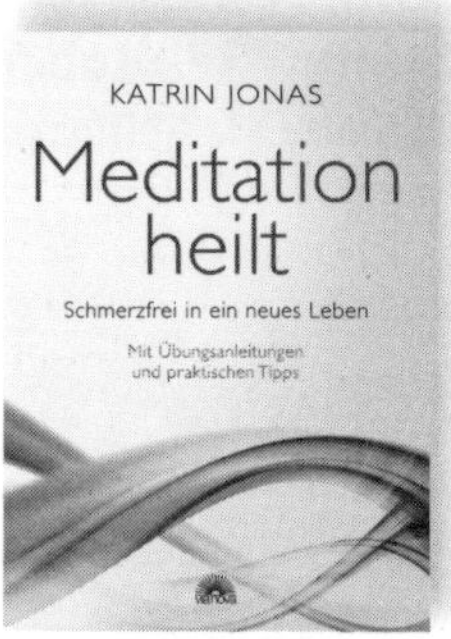

Paperback, 224 Seiten, ISBN 978-3-86616-392-8

Wenn Sie unter chronischen oder langwierigen Schmerzen leiden, könnte dieses Buch für Sie zu einer echten Offenbarung werden. Die Erfahrungen und Erkenntnisse, die die bekannte Körper-Mind-Therapeutin Katrin Jonas vermittelt, sind bahnbrechend und eröffnen vollkommen neue Perspektiven der Schmerztherapie. Die Methoden sind im Klientenalltag vielfach erprobt und entsprechen dem neuesten Wissen der Neuroforschung. Spezifische Achtsamkeits- und Meditationsübungen werden profund und praxisnah vermittelt und ermöglichen einen ganz individuellen, selbstverantwortlichen Umgang mit dem eigenen Schmerz. Entdecken Sie die großartigen Möglichkeiten, wie Sie mit Meditation, geschulter Achtsamkeit und einem neuen Körperbewusstsein Schmerzfreiheit erlangen können!

Die Praxis der Meditation

Auf der Grundlage der Lehre von Paramhansa Yogananda
Alan L. Pritz

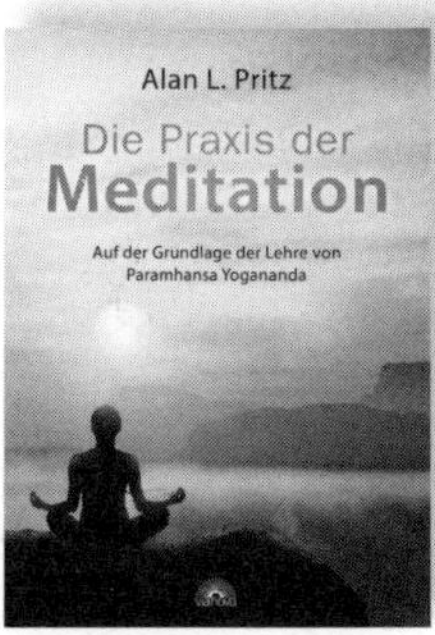

Paperback, 272 Seiten, ISBN 978-3-86616-366-9

In diesem Buch wird Meditation als spiritueller Weg begriffen: Es wird gezeigt, wie Bewusstsein und Lebenskraft verfügbar gemacht werden und wie sich die individuelle Seele mit dem Göttlichen vereinen kann. Ausgehend von den Lehren des berühmten indischen Yogis Paramhansa Yogananda wird mit großer Kenntnis die yogische Lebensweise vermittelt, und viele Fragen, die sich zu Beginn der Praxis stellen können, werden von dem Autor, einem sehr erfahrenen Meditationslehrer, kompetent beantwortet. Zahlreiche anschaulich erklärte Übungen zu Körpervorbereitungen, Bewusstseinslenkung, Wahrnehmung und Meditationen machen das Buch zu einer meisterlichen Einführung in die Praxis der Meditation und zu einem großartigen Begleiter auf der eigenen spirituellen Reise.

Sein Bewusstsein auf eine höhere Seinsebene bringen

Geführte Meditationen

Werner Vogel

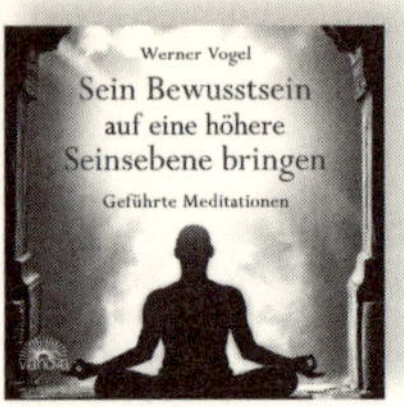

CD, Laufzeit: 70 Minuten, ISBN 978-3-86616-123-8

Die Grundübung aller spirituellen Wege ist die Meditation. Das Ziel der Meditation in allen spirituellen Traditionen ist die Erfahrung eines nicht-dualistischen Bewusstseinszustands. Um in den Zustand des Geistes in der bewussten Erfahrung des „ewigen Hier und Jetzt" zu kommen, bedarf es einer stufenweise aufgebauten Übungspraxis. Geführte Meditationen können helfen, den zerstreuten Geist zu sammeln und auszurichten. Dadurch kommt der Übende zur Ruhe und zur Erfahrung der inneren Stille. Der Geist beruhigt sich und wird klar wie die Oberfläche eines aufgewühlten Sees, auf dessen Grund man sehen kann. Schließlich tritt der Zustand der gesammelten inhaltslosen Wachheit im Geist ein und der Übende wird offen und frei für ein höheres Bewusstsein. In der CD werden 3 Meditationsübungen angeboten, teilweise unterlegt mit meditativer Musik.

Die Vision vom göttlichen Menschen

Eine spirituelle Weg-Begleitung in das neue Jahrtausend

Barbara Schenkbier

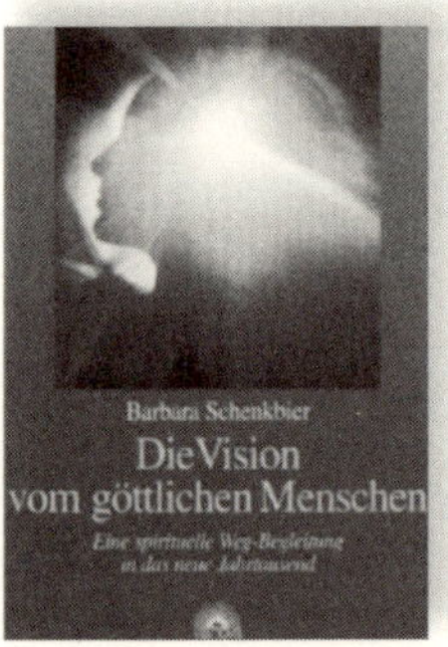

Paperback, 424 Seiten, 21 ganzseitige Bilder,
ISBN 978-3-928632-68-3
Prachtband: Geb., 424 Seiten, Einband Kunstleder mit Goldaufdruck, 21 ganzseitige Bilder, Zweifarbendruck,
ISBN 978-3-928632-18-8

Das Buch ist ein umfassendes Standardwerk, das den Durchbruch einer neuen Evolutionsstufe im Bewusstsein des Menschen vorbereiten hilft. Aufbauend auf wissenschaftlichen Erkenntnissen und der mystischen Tradition aller Religionen führt es zu einem tieferen Wissen über das menschliche Bewusstsein, um dann den Weg zum göttlichen Menschen zu beleuchten. Alle wichtigen Schritte werden beschrieben, wesentliche Übungen aus einer neuen Sicht heraus dargestellt und die Transformationsstufe zu einem neuen Bewusstsein geschildert. Beim Lesen und Anwenden der beschriebenen Wahrheiten eröffnet sich dem Leser eine neue Sicht auf den Sinn des Lebens. Alle, die den geistigen Weg beschreiten, werden ihn besser verstehen, ihn bewusster, mutiger und konsequenter weitergehen. Das Buch ist aus der eigenen spirituellen Erfahrung der Autorin heraus geschrieben und eröffnet den Blick in eine Zukunft, die die evolutionäre Schöpferkraft selbst schaffen wird.